HISTÓRIAS DE UMA MACA

Editora Appris Ltda.
1.ª Edição - Copyright© 2025 dos autores
Direitos de Edição Reservados à Editora Appris Ltda.

Nenhuma parte desta obra poderá ser utilizada indevidamente, sem estar de acordo com a Lei nº 9.610/98. Se incorreções forem encontradas, serão de exclusiva responsabilidade de seus organizadores. Foi realizado o Depósito Legal na Fundação Biblioteca Nacional, de acordo com as Leis nos 10.994, de 14/12/2004, e 12.192, de 14/01/2010.

Catalogação na Fonte
Elaborado por: Dayanne Leal Souza
Bibliotecária CRB 9/2162

A447h 2025	Almeida, Diogo Airton Histórias de uma maca / Diogo Airton Almeida. – 1. ed. – Curitiba: Appris, 2025. 150 p. ; 23 cm. ISBN 978-65-250-7828-1 1. Lições de vida. 2. Empatia. 3. Humanidade. I. Almeida, Diogo Airton. II. Título. CDD – B869.93

Editora e Livraria Appris Ltda.
Av. Manoel Ribas, 2265 – Mercês
Curitiba/PR – CEP: 80810-002
Tel. (41) 3156 - 4731
www.editoraappris.com.br

Printed in Brazil
Impresso no Brasil

Diogo Airton Almeida

HISTÓRIAS DE UMA MACA

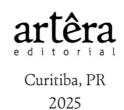

Curitiba, PR
2025

FICHA TÉCNICA

EDITORIAL	Augusto V. de A. Coelho
	Sara C. de Andrade Coelho
COMITÊ EDITORIAL	Ana El Achkar (Universo/RJ)
	Andréa Barbosa Gouveia (UFPR)
	Jacques de Lima Ferreira (UNOESC)
	Marília Andrade Torales Campos (UFPR)
	Patrícia L. Torres (PUCPR)
	Roberta Ecleide Kelly (NEPE)
	Toni Reis (UP)
CONSULTORES	Luiz Carlos Oliveira
	Maria Tereza R. Pahl
	Marli C. de Andrade
SUPERVISORA EDITORIAL	Renata C. Lopes
PRODUÇÃO EDITORIAL	Adrielli de Almeida
REVISÃO	Simone Ceré
DIAGRAMAÇÃO	Amélia Lopes
CAPA	Dani Baum
REVISÃO DE PROVA	Ana Castro

APRESENTAÇÃO

O título *Histórias de uma maca* é fruto de anos de estudos e vivências em vários momentos da minha vida, desde o nascimento na maca do hospital, seguindo na minha profissão de fisioterapeuta, ela sempre presente. As histórias e contos contidos nesta obra têm o objetivo de simbolizar por meio de uma maca as memórias, como se ela fosse uma ouvinte passiva durante anos, guardando todos os fatos e situações que ocorreram em cima dela, expressando acontecimentos que jamais alguém compartilhou, seja segredos ou situações inusitadas, e assim poder ajudar de alguma maneira as pessoas, podendo ser sua história de vida contada.

Quem trabalha na saúde sabe como as pessoas estão carentes de atenção. Na Fisioterapia moderna estamos cada vez mais entrando em outros campos, o emocional está muito presente na vida de todos, hoje já não se consegue tratar somente o físico e sim um conjunto de variáveis. Isso traz um novo conceito de reabilitação, corpo e mente, assim relatos são inevitáveis, histórias das mais diversas, cada uma mais interessante que outra. Pode colaborar como bem-estar das pessoas e se torna um aprendizado para todos pacientes e leitores dessa obra.

Quantas Macas a Amassar
Quem Ama... Sou
Amor ao próximo
Ao me Doar
Quem És? Paz ciente?
Te Dou Ouvidos
Peito, Colo, Dô Ar

Ri Beira Pró Fé São
Na Sido no Vale
Sendo Por Dois
Esse Vale

Da Roça aos Grandes Centros
Pé Soa em Pessoa
Sua, Lágrimas
Livramentos
Contos Encantos
Há Pé Dá Lar

Melhorar a todos
Tanto Homem Quer
Tão Tu Home Care
Meu Olhar a Todos
Quão tu quer?

Curioso?
Sério?
Engraçado?
Histórias...
Isto rias!!!

Paul Wilian Daikubara
Educador Físico, acupunturista é quiropraxista.

REFERÊNCIA DOS TRÊS LEITORES

"Tenho o Privilégio de Dividir algumas "Macas" com o Diogo, um Ser De uma Luz Encantadora! A Leitura desse Livro Abrilhanta e Enriquece os Estudantes, Profissionais e Amantes da Saúde do Próximo!" (Paul Wilian Daikubara)

"A essência deste livro nos mostra conhecimentos de relatos tão humanos e necessários para, sempre, aprender e evoluir" (Selma Vasão Rodrigues)

"Histórias de uma Maca é um reflexo fiel do autor: uma pessoa amável e sensível, com um coração gigante, capaz de transformar cada desafio em uma oportunidade de cura e aprendizado. Ele canaliza sua incrível energia para impactar vidas com empatia, coragem e humanidade. Só tenho a agradecer pela oportunidade de ter o Diogo não apenas como fisioterapeuta, mas também como um grande amigo" (Diogo Tanaka)

Dedico este livro a todos os meus queridos pacientes, amigos e familiares, que são a estrutura de um mundo melhor sem dor e sofrimento. Que as histórias e os ensinamentos contidos nelas acompanhem vocês por toda vida!

AGRADECIMENTOS

À professora e esposa Rita de Cássia Costa França Almeida, pela paciência e manifestação de incondicional apoio e disponibilidade em vários momentos.

À minha irmã, Maria Cândida de Almeida, e à minha mãe, Maria Paula Almeida, por colaborarem a seguir no curso da fisioterapia, principalmente nos momentos difíceis.

Em memória póstuma da família do Dr. Mauricio Ferreira e sua esposa Edneia Gorgonio Ferreira, pelo incentivo em publicar o livro e a confiança em deixar em minhas mãos a reabilitação da sua filha Maria Eduarda G. Ferreira e a Leticia Ferreira que seria a primeira na correção deste livro, Que Deus os tenham em um ótimo lugar.

Ao Dr. Helio Tiago Banks Galindo, pois em um atendimento saiu a conversa que originalizou o nome do livro, me incentivando a seguir o projeto deste livro.

PREFÁCIO

Despertar a curiosidade, o riso, a reflexão e a magia ao se identificar através das palavras escritas e entonadas nesse livro. É a história do próprio autor misturada às suas vivências ao longo de sua carreira profissional.

Sinto-me um pouco parte desta obra. Acompanhei o processo de desenvolvimento deste livro e a cada escrita foi possível ver a alegria do autor ao digitar cada história. Era como se um menino adormecido despertasse e o completasse com suas vivências.

Um profissional que está sempre em busca de novos conhecimentos para que seus pacientes se sintam bem não só fisicamente, mas também emocionalmente, soltando assim as amarras que os acomodam ou mesmo os aprisionam emocionalmente.

Viajem nessas histórias e não estranhem ao se identificarem em alguma delas, afinal histórias de vidas podem ser parecidas.

Rita de Cássia Costa França Almeida
Bióloga, Pedagoga, Psicopedagoga, Hipnóloga

SUMÁRIO

PRÓLOGO
ENTRE QUATRO PAREDES...21

INTRODUÇÃO..23

CAPÍTULO UM
ESTÁGIOS..27
   Unção...27
   A noiva da estrada..29
   Maldição ou coincidência..30
   Cafezinho...32
   Almas gemelares...33
   História do Sílvio Santos e vovó...................................35
   A gorfada...37
   Perseverança..38
   O susto...39
   Sequestro...41
   O motorista...42
   Respeito..43
   Terapia contensão induzida..45
   O amor prevalece..46
   O abraço..48
   Mãe d'ouro..50

CAPÍTULO DOIS
VOCÊS SÃO UNS ANJOS..51
   Enfrentamento...52
   Aprendizado...53
   A tráqueo...55
   Fazenda das esculturas: a viagem..................................56
   Furto x salvação..60
   O espanhol..62
   Sal ou açúcar...65

Amigo da onça 67

Simbiose do amor. 69

Gravidez 71

Cinzento 72

Cinco bonecos de ouro 74

A cobra 75

Pé de hábil 76

CAPÍTULO TRÊS
ATENDIMENTOS DOMICILIARES 77

Martelinho de ouro 77

Bolinha de gude preta. 78

Espingarda: uma memória redimida 79

Revivendo o passado. 81

O peso dos erros. 83

Dez reais 85

João Açúcar 87

Aconteceu, mas não posso falar. 88

Cinco quilos. 89

Rádio antigo. 90

Homenagem 92

Suor. 94

Pássaros. 95

Amoré 96

Bolinho de goma. 97

Premonição ou coincidência. 98

CAPÍTULO QUATRO
CONSULTÓRIO 101

Duas crianças 101

O sonho. 103

A desconfiança e a faca. 104

Desejo 105

Salão das emoções 107

Espíritos 109

Sucuri. 111

Dedão do pé. 112

Três é demais. 113

Exaustão 114

O Pai do além 115

Suicídio 117

Menino ou menina.. 119

A raposa 120

Não seja um Renê... 121

A transa será? 122

CAPÍTULO CINCO
SOMOS SERES HUMANOS 123

Cama balançando.. 123

Ajuda, mamãe 125

Influência 126

Grandeza não é documento 127

Hospital.. 128

Pedófilo.. 130

Escolhas 131

Jesus... 133

Jesus 2 134

Peneira da salvação 135

Memórias 136

Cães do inferno... 138

Dois mundos 140

Bagre africano.. 141

A amante... 143

Vidas cruzadas 144

A verdade dói, mas ensina.................................... 146

A vida prega peças 148

FINAL 149

A maca... 149

Prólogo

ENTRE QUATRO PAREDES

Na vida profissional, devemos sempre zelar pela discrição, ética e profissionalismo. Embora não sejamos psicólogos, muitos pacientes procuram uma maneira de extravasar suas emoções. A microfisioterapia, a TME, assim como a Sétima Costela, são terapias de toques dentro da fisioterapia. O que falamos é apenas para complementar o entendimento e não para tentar tratar como os profissionais da área. Os toques manuais em certos pontos trazem o equilíbrio químico do corpo, restabelecendo suas funções orgânicas e sistemáticas, assim como emoções, comportamentos ou dores físicas. Acabamos sendo ouvintes, e muitos pacientes têm a necessidade de encontrar um ombro amigo para ouvi-los, sem a preocupação de serem taxados ou penalizados pelo que pensam, agem ou falam. Nas consultas ocorre muito disso, e às vezes são lições de vida que servem para mim e para outros pacientes. Muitos casos se repetem, como queixas de relacionamento familiar, amoroso ou entre amigos, colegas ou parceiros. Não devemos julgar nem decidir nada pelos nossos pacientes, mas sim lhes dar ferramentas para que tomem as melhores decisões em suas vidas. Assim, aquilo que é dito dentro do consultório fica lá e o aprendizado é levado para a vida. As histórias a seguir mostram um pouco o que acontece no nosso dia a dia, não visam expor ninguém, e sim fatos da vida, para que sirvam de lição e aprendizados a leigos ou profissionais da área da Saúde.

INTRODUÇÃO

Tudo começou no inverno de 1971 com o meu nascimento, quarto filho, meus pais agricultores no cultivo da banana. A história se desenrola quando minha mãe entrou em trabalho de parto e o meu pai, meio que sabendo disso, de nervoso inventou de ir caçar nas matas próximas do sítio, sobrando para os vizinhos tratarem de levar a minha mãe ao hospital na cidade vizinha de Registro. Tudo correu bem, nasci gordinho, com 4 kg e pouco. Quando retornamos à nossa casa, papai já tinha chegado de suas aventuras na mata e ficou feliz da vida que tudo correra bem, sendo que, no primeiro banho em casa, ele bateu na bacia d'água com as mãos dizendo que aquele filho valia por dois! Na família do meu pai tinha essa tradição de bater na bacia no primeiro banho em casa, sempre que ocorria a morte do filho anterior ao nascimento do seguinte e isso ocorreria há várias gerações. Anteriormente, o meu avô era pai de 16 filhos e o décimo quinto faleceu e papai, o caçula, também passou pela mesma situação. Foi a vez de meu avô dizer no modo rústico do sítio "Você vale por dois", que seria por ele e pelo irmão falecido. Por uma infelicidade, meu primeiro filho faleceu ainda na barriga da mãe, assim, quando, logo em seguida, tivemos nosso segundo filho, no seu primeiro banho com a enfermeira, também acabei por instinto fazendo as batidas e falando "Filho, você vale por dois".

Quando criança pedi ao meu pai um livro de massagem para aplicar nele, sempre o via se queixando de dores nas costas, pois casou com seus 31 anos e quando nasci ele teria 37 anos. Teve uma vida muito sofrida, ficou órfão de pai aos 7 anos, tendo um irmão com Síndrome de Down, e colocou-se uma meta de cuidar da mãe e desse irmão, enquanto os outros irmãos mais velhos foram casando e indo embora do lugar. Meu pai desde cedo trabalhava e com o pouco que ganhava foi comprando a parte dos irmãos no pequeno sítio da família, de 11 alqueires paulistas. Meu avô casou com a primeira esposa, teve dois filhos e no parto do segundo a mulher faleceu. Assim a irmã da esposa, que veio a ser minha avó, foi cuidar dos sobrinhos e acabou casando e tendo seus 14 filhos com ele.

O gosto por histórias começa na infância, assistia ao *Sítio do Picapau Amarelo* em preto e branco na televisão, e, com alguns colegas da escola, compartilhava algumas histórias de lendas da região e outras inventadas por nós. Um dia, quando retornava para minha casa, o medo era enorme, pois passava por uma estrada com uma carreira de bambu, que, segundo colegas, seria a casa do famoso Saci das lendas. Estava eu pedalando por essa estrada e, após aqueles contos ditos na roda de conversa na escola, a bicicleta pesou a garoupeira, fiquei com medo e já lembrei de que se olhasse direto poderia ver o Saci. Então, conforme os contos, olhei por cima do ombro e disse que lhe daria carona até em casa. Chegando no terreiro da minha casa, soltei com tudo a bicicleta e entrei. Já era começo da noite, meus pais começaram a discutir do nada, lembrei que uma tia me disse que o Saci poderia causar isso, e que, para parar, deveria enfiar a agulha no buraco da fechadura, que antigamente era maior o buraco da chave. E acabei fazendo o que minha tia disse, após fazer isso a discussão acabou em segundos e o coitado do Saci, além de ter uma só perna, ficou cego de um olho, imaginei.

Com o tempo passando, nem imaginava que hoje seria fisioterapeuta, um doutor, segundo lei dos tempos do início do Brasil, quando Dom Pedro decretou que todo bacharel que viesse ou se formasse em bacharelado aqui no Brasil seria doutor – só para aqueles que dizem que doutor só é quem fez doutorado, mas pouco importa, o importante é amar a profissão e fazer o seu melhor.

O tempo passou, tive várias ideias, como de ser advogado, contador, matemático e acabei entrando em Pedagogia, mas cursei poucos meses, morava a 27 km da faculdade, estudava à noite e trabalhava no sítio de banana do meu pai. Numa das idas e vindas, dormi no volante e levei um susto, derrubando alguns pés de banana com a F4000 que tínhamos, e acabei desistindo de ser pedagogo. Além disso, em um episódio de fim de semana, fraturei o dedo da mão direita, o que me dificultou escrever, e acabei ficando 18 anos sem cursar algo. Casei-me, a minha esposa fez Biologia, tivemos nossos filhos, e, após um período de preocupação em que diziam que a produção de banana poderia ser atacada por pragas e acabar se extinguindo, ela teve a excelente ideia de que eu deveria estudar e ter outra profissão, caso a expectativa de perda do bananal se confirmasse. Nisso, um excelentíssimo vereador ofereceu à minha esposa, que lecionava numa escola municipal, a opção de fazer outra faculdade com uma bolsa, fosse para ela ou o marido, e assim, por livre e espontânea vontade dela, fui me inscrever para o vestibular, com primeira opção Fisioterapia e a segunda de Direito. Acabei passando bem e fomos em busca da bolsa, mas o vereador deu para trás, dizendo que só valia para cursos com valores menores. Quase desisti, mas, por obra do destino, minha mãe pagou a primeira parcela e minha irmã mais nova já formada em Fonoaudiologia, a segunda. Fiquei encantado com a Fisioterapia, e em seguida financiei as outras parcelas. O preço da banana oscilava muito e às vezes era até difícil manter-me na faculdade. Meu pai falecera havia três anos de problemas cardíacos, e eu ficava imaginando o que ele iria achar de eu voltar a estudar. Eu, 35 anos, tinha uma vergonha enorme; capiau, quando aparecia algum vendedor no sítio, eu me escondia com vergonha de conversar e interagir com pessoas fora do meu círculo familiar.

Na faculdade tive diversas dificuldades, estudava à noite e trabalhava de dia, comprei um celular *made in* China, gravava as aulas e, no serviço no sítio, colocava o fone de ouvido e novamente escutava as aulas diversas vezes, mesmo executando os serviços, às vezes com atenção em outras funções, mas aquilo reforçava a memorização das matérias.

Com o decorrer da formação, tive que apresentar os trabalhos em sala e peguei gosto, e, depois de formado, dei palestras sobre Osteopatia na própria faculdade em que me tornei fisioterapeuta. Foi uma vitória voltar como palestrante, e assim começou a saga com os pacientes, realizando o meu melhor para alívio e reabilitação deles, ou o possível para deixar seus dias mais leves, com minhas histórias ou histórias de vida de outros pacientes, sempre com ética durante os atendimentos, para descontraí-los dos perrengues que passavam.

Capítulo um

ESTÁGIOS

Unção

Certo dia, durante o período de estágio extraclasse, o Coordenador convidou aqueles alunos que pudessem participar de um evento de massagem e orientações posturais em frente do pátio da prefeitura da cidade vizinha. Lá fomos, pois eu estava perdendo o medo de conhecer pessoas, interagir e havia pegado gosto pela profissão. Fizemos muitas massagens, as pessoas passavam pelo acesso da prefeitura, funcionários ou transeuntes, e um senhor idoso que estava transitando do outro lado da rua com duas sacolas nas mãos de um mesmo lado me chamou a atenção. Eu vi aquele senhor todo torto andando com dificuldade, não me contive e fui ao seu encontro. Pedi licença para falar com ele, e este foi todo ouvidos, expliquei o que estávamos fazendo naquele dia, e que gostaria de passar dicas em como dividir o peso das sacolas, uma de cada lado, assim ele teria mais equilíbrio e menos risco de cair, além de outras recomendações como retirar os tapetes que porventura pudessem causar um acidente, colocar barras no banheiro, entre outros. Nesse momento, esse senhor todo ouvidos pegou nas minhas mãos e, com um toque sutil, disse "vou te passar a unção de cura" e seguiu seu caminho, eu agradeci meio incrédulo daquela situação, e continuei orientando ou massageando os transeuntes. Quando comecei a sentir em minhas mãos um calor indescritível, estranhei, até algumas pessoas disseram "que mãos quentes", sinal de que seriam mãos que curavam.

Daí em diante, muitos pacientes passaram pelas minhas mãos, e tive a felicidade de ouvir de vários deles as melhoras que tiveram após a sessão, fiquei muito feliz com esse retorno, mas o curioso é que, em finais de semana ou feriados que não atendo, as mãos parecem que fervem de tanto calor, dando a perceber o quanto aquele senhor foi importante na minha carreira profissional. Como diz aquele ditado: "Faça o bem sem olhar a quem é este retornará um dia". Gratidão a ele onde estiver e que estas mãos ainda possam ajudar muita gente.

A noiva da estrada

Quando iniciei meu estágio no hospital na área da UTI, eu e meus dois colegas íamos de carro, entrávamos no nosso estágio às 19h e retornávamos às 23h30 mais ou menos. Eu saía da minha cidade, a 20 km da cidade dos meus colegas, e seguíamos até outra cidade mais 30 km, onde era o Hospital; para encurtar o caminho, passávamos por uma estrada que na época era de barro. Até aí tudo bem, na UTI a ocorrência de casos graves com risco de mortes é bem maior. Às vezes, quando estávamos preenchendo as papeletas dos pacientes atendidos, inserindo os dados e as evoluções ocorridas para passar o plantão ao próximo atendente, ocorria de passar um vento do nada pela gente, geralmente vindo de algum leito. No começo achávamos que seria o ar-condicionado, que sempre era mantido em uma temperatura mais baixa para diminuir o risco de proliferação de outros males, mas enfim começamos a perceber que aquele paciente de onde vinha o vento logo entrava em óbito, podia estar tudo em homeostasia, do nada ia. Mas isso foi a primeira parte. Alguém teve a audácia de contar do caso da noiva, que estava vindo pela estrada que nós percorríamos diariamente e contara que ocorrera um acidente mortal que envolveu a moça que estava noiva, e que todos que passavam por aquela estrada ela aparecia no banco de trás. Assim sendo, quando retornávamos, eu, como dirigia, era mais tranquilo, mas o colega x e a colega y brincavam para ver quem ia à frente, com medo de ir atrás e ver a noiva. Era uma correria quando saíamos do hospital até o carro e ver os dois disputando a vaga da frente. Então, amigos, cuidado ao passar por lá, vai que ela queira uma carona? Brincadeiras à parte, realmente ocorreu o fato e que ela descanse em paz.

Maldição ou coincidência

Situações adversas acontecem com muitas pessoas, mas este caso foi sinistro, paciente preocupado que sua vida tinha dado uma ré, aconteceram eventos que o assustaram, e na microfisioterapia ou TME atendemos todo tipo de queixas, por mais estranhas que sejam, sempre é possível um fundo emocional envolvido. Durante a sessão, ele contou a seguinte história que ocorreu com ele: "Era um domingo de sol, logo cedo encomendou um frango assado no mercado, no horário do almoço o entregador veio trazer o frango, era enorme, cheirando de dar água na boca, deixei em cima da mesa já estava feito o arroz e outras guloseimas, arrumei tudo e fui fazer uma surpresa para a esposa e filho, subi para chamá-los e, quando chego na copa, havia um gato comendo o frango, na hora o sangue subiu à cabeça de nervoso, o gato correu, e de tanta raiva fiquei esperando se ele iria voltar, esqueci até do almoço, fiquei atrás da porta e, de repente, lá veio o gato sereno, andando numa calma como se nada houvesse acontecido, eu estava com o cabo de vassoura e, quando entrou, a raiva era tanta que acabei batendo nele e 'por azar' acabou morrendo, era o gato do meu filho, estranho que ele nunca havia roubado comida ou feito algo errado, meu filho chorou, fiquei arrependido de ter feito, só queria dar uma lição, mas aconteceu, levei-o até o rio e joguei, não tinha ideia que deveria ter enterrado. Pois bem! Quando retornei, não é que o gato estava ali continuando a comer o frango? Foi aí que percebi que o gato que havia batido era do meu filho e o gato do vizinho era o ladrão e muito parecido com o do meu filho, novamente a raiva me possuiu, peguei veneno, coloquei na vasilha com leite e deixei dentro de casa e falei: 'Olha, está com veneno se beber a culpa e sua'. Passaram uns dias o cheiro ficou insuportável, e comecei a achar gatos mortos por todos os lados, provavelmente ele tomou e vomitou e outros gatos lamberam e foi uma tragédia, era no telhado, no lote baldio, e para piorar era um mato alto, difícil de achar, para enterrar os bichos. Foi que veio a ideia de reclamar na prefeitura e corpo de bombeiro, dizendo que havia alguém morto ali no terreno, imagine o pessoal roçando e o corpo de bombeiro encontrando só gatos em decomposição. Alguém disse: 'Foi veneno!'. 'Eu também acho, pois achei meu gato morto também, quem será que fez isso!?' Enfim, acabou o cheiro, pensei que estava resolvido o problema, mas não aí que começou, não sei se azar ou maldição dos gatos, bati o carro, vendi casa na praia para pagar o outro carro, o seguro havia vencido uns 15 dias atrás, exames meus estavam alterados, contando doença grave que teria no máximo seis meses de vida, entre outros situações terríveis, e isso foram sete anos até ajustar as coisas. Foi quando fui fazer um curso e um colega comentou que havia gatos dos vizinhos perturbando na sua casa, e pediu se eu soubesse quem tinha veneno para arrumar para ele colocar sabe onde, então contei toda história que me ocorrera, ele sorriu, achou loucura minha e falou 'Então, deixa quieto', e voltou para sua cidade. No final do curso, chegando em casa me ligou assustado, dizendo: 'Rapaz deu uma chuva muito intensa na cidade e, quando cheguei em casa estava tomado de lama, desceu do outro lado da rua, um terreno baldio e encheu minha casa de lama'. Suspirou e terminou falando: 'Imagina, só de pensar já me deu esse azar, imagina se eu mato algum deles, nunca mais penso nisso, até dou comida para eles serem meus amigos'. Então, doutor, quero que isso não me afete mais, sei que errei, de agora em diante sou protetor dos animais".

Cafezinho

Como sempre, o atendimento domiciliar tem suas peculiaridades, uma delas foi quando a empregada doméstica contou, a pedido da patroa, enquanto ela fazia fisioterapia, que o filho havia comprado sua primeira moto depois de tirar a carteira de motorista e que ela era muito útil para seu trabalho. Porém, como a moto era de segunda mão, sempre apresentava algum defeito, e quando isso aconteceu pela primeira vez, o filho, que ainda era inexperiente, não sabia o que fazer. Então, perguntou à mãe o que deveria fazer, e ela o aconselhou a levar a moto para consertar em uma oficina próxima à sua casa, o que ele fez.

Depois de alguns dias, a mãe percebeu que uma xícara estava faltando em seu conjunto de louças e perguntou aos seus filhos se alguém a havia quebrado ou esquecido em algum lugar da casa. Foi então que o filho que havia levado a moto para consertar confessou que havia levado uma xícara de café para o mecânico que havia arrumado a moto, mas ficou com vergonha de pedir de volta a xícara, já que o mecânico não havia cobrado pelo serviço. A mãe perguntou ao filho por que ele havia levado o café para o mecânico, e ele respondeu que o mecânico havia dito: "Dá só um cafezinho que já paga", sem entender que o mecânico estava se referindo a dinheiro e não ao café.

A mãe explicou ao filho que o mecânico havia usado a expressão "cafezinho" para se referir a uma pequena quantia e não ao café. Eles riram muito da situação e o filho levou dinheiro para o mecânico e pediu de volta a xícara da mãe. Situações como essa acontecem, às vezes, por inocência de pessoas de bom coração.

Almas gemelares

Sem sombra de dúvidas, somos seres singulares, mas a vida pode nos surpreender. Certa vez, um rapaz veio ao meu consultório para realizar hipnose. Segundo ele, a queixa era de que tudo o que fazia parecia ser como se fosse duas pessoas. Comprar algo único não era possível; ao se alimentar, colocava dois talheres e pratos. Em relação às roupas, tudo acontecia de forma inconsciente, e quando percebia, já havia feito. Isso o incomodava, e ele veio em busca de uma resolução.

Após o transe, ele me relatou o que viu durante sua imersão. Disse estar na barriga da sua mãe e se via com uma irmã, que seria gêmea, no período de dois meses de gestação. Sua mãe segurava uma corda nas mãos, e ele via o vulto de seus dois irmãos passando em frente à barriga dela. Sentiu haver feito algo de errado e que, por algum motivo, machucou a irmã, que acabou indo embora. Não eram univitelinos, e apenas ele se salvou, compreendendo assim o motivo de viver pelos dois.

Mas a história não acaba aí. Coloquei-o em transe novamente e demos um nome à sua irmã, colocando-a em um lugar especial em seu coração, para ele poder seguir sua vida. Passados alguns dias, ele veio me procurar novamente e, para minha surpresa, relatou que questionou sua mãe sobre a possibilidade de uma gravidez de gêmeos e o que ela fazia com uma corda nas mãos. No primeiro contato, a mãe, que era religiosa, ficou brava e não quis conversar. No entanto, passou uma semana e chamou-o para conversar, dizendo: "Peço perdão, filho, pelo que tentei fazer naquela época. Seu pai me traiu, me senti muito mal e pensei em me matar, e você iria comigo. Mas a religiosidade não me deixou agir dessa forma".

Na época ela começou a sangrar e pensou que poderia perdê-lo, pois já havia ocorrido um aborto próximo à sua gestação anteriormente. Correu para o hospital, e, apesar da situação precária, tudo deu certo. O paciente disse à mãe que ela estava perdoada e que não precisava de satisfação, pois a vida era dela. O paciente entendeu que a perda da irmã foi, infelizmente, obra do destino ou de atos impensados do seu pai. Não disse nada sobre a irmã que poderia ter perdido; a culpa seria muito dolorosa para a mãe. O paciente entendeu que não era culpado pelo ocorrido e que agora poderia viver tranquilamente, mesmo que algo de sua irmã tenha permanecido com ele.

Assim, ele se despediu, abismado com o fechamento, e eu ainda mais. O destino nos traz, na nossa profissão, ferramentas que podem ajustar, ajudar e reabilitar os seres humanos, para sua felicidade plena ou, pelo menos, para ousar novos voos.

História do Silvio Santos e vovó

Este caso aconteceu com alguém muito próximo, da minha família. Minha avó, com seus 94 anos, dizia que, se Deus lhe permitisse, poderia viver mais 100 anos daquele jeitinho, cabelos grisalhos lisos, bem-vestida, um cuidado pela autoestima de invejar seus familiares, postura arqueada devido à idade, muito correta a vida toda. Adorava contar causos, como quando, ao atravessar o rio de canoa, teve que ficar no meio dela, pois havia um saci – isso mesmo, das lendas do folclore brasileiro – que havia pegado carona para atravessar o rio. Vovô, tranquilo e sereno, remava até a outra margem e todos desembarcavam. Está entre outras histórias, mas a idade chegou, e algum tempo atrás começou a esquecer os nomes dos netos, filhos e familiares, o Mal de Alzheimer a estava afetando. Ela adorava ficar na casa dos filhos, mas tinha prazo de validade, era uma semana, já deixava suas malas prontas para que outros filhos viessem buscá-la, não gostava de incomodar ninguém. Ao final da rotação dos oitos filhos, ela retornava à sua casa, isso após o marido, meu avô, falecer quando estava comigo nos braços em uma cadeira de balanço, eu só tinha 3 anos na época. Pois bem, quando apareceram os sintomas de esquecimento, meus tios e mamãe resolveram arrumar uma pessoa para cuidar dela em tempo integral, e seguia nas casas dos filhos. Mesmo com a doença, fazia os famosos bolinhos de goma, que apreciávamos com um cafezinho da vó, tempos bons aqueles. Foi em um certo tempo que ela começou a não querer mais assistir televisão, achamos estranho, pois ela adorava o programa *Sílvio Santos*, quando ligava a tv ela saía rapidinho da sala. No começo não questionamos a situação, até o dia em que ela também parou de ouvir a missa do padre Zezinho de Aparecida, a qual era várias vezes no dia, ela ouvia a missa tocada na vitrola. Eu, muito atentado, virava o disco que estava no fim e recomeçava toda missa novamente, às vezes vovó, muito devota, questionava que a missa era muito demorada, eu caía no riso. Foi que meu tio começou a indagar minha vó, ela no começo dava de desentendida, mas até o dia que ela confessou dizendo: "Não posso assistir o Sílvio nem a missa do padre, pois estou devendo para eles". Bem, na cabeça dela deve ter pensado que como ela não comprava o Baú da Felicidade, não tinha o direito de assistir ao programa *Sílvio Santos*, nem ouvir a missa, pois também não ia à igreja pagar o dízimo havia algum tempo. Como toda família tem seu familiar mais esperto, digamos assim, ele fez um cheque e mostrou à minha avó, fez um recibo dizendo que havia pagado todos os débitos com o Sílvio Santos e com a igreja, e que ela poderia voltar a ouvir e assistir pelo resto da vida dela. Observação: no recibo meu tio colocou o nome do Sílvio e do padre, relatando que "a senhora foi muito honrosa e ganhou o resto da vida grátis", pensa na alegria dela ao ler aquilo. Bem, na fisioterapia trabalhamos com diferentes tipos de pessoas, doenças e normalmente encontro uma avó, durante minha jornada de atendimento, que me faz relembrar dela!

A gorfada

No segundo semestre do curso de fisioterapia, ocorreu um fato interessante. Nas primeiras aulas, o professor, que era um conhecido, me chamava pelo segundo nome devido ao meu primeiro nome ser igual ao do meu pai. O pessoal da sala questionava por que na sala era chamado pelo primeiro nome, e, como eu era representante de sala, aqueles que me conheciam também estranhavam o professor me chamar de outro nome. Enfim, este professor, como morava na minha cidade e trabalhava na Apae, me convidou para participar, no começo como estagiário, mas somente para acompanhar os atendimentos e ajudar em algo. Já quando estava mais adiantado nos estudos, ele começou a me colocar para ajudá-lo nos atendimentos, sempre supervisionando e transmitindo muito conhecimento extracurricular. Foi uma experiência riquíssima para mim na área de neuropediatria e relacionamento com os pais.

Num belo dia, o professor me incumbiu de atender uma criança especial e assim o fiz, até que, próximo do final do atendimento dela, pediu que eu fosse atender outra criança especial e ele terminaria de atender com técnicas mais avançadas. Eu comecei a atender a outra criança, quando o professor foi fazer alongamento na criança que tinha atendido anteriormente e ela acabou vomitando no rosto dele. Eu sorri porque tinha escapado daquela situação, mas ele falou em alto e bom som: "trabalhar com crianças especiais é isso, podem acontecer situações inusitadas, mas a alegria continua, pois vê-las evoluindo, mesmo que seja dentro de suas possibilidades, é formidável".

Perseverança

Acontecimentos no estágio são muito marcantes e um deles foi quando eu e o colega chegamos ao setor do hospital em que faríamos nossos atendimentos. A professora foi passar o caso de um senhor com vários problemas respiratórios, acamado e com diagnóstico não favorável à recuperação, tanto que o médico disse à professora que, se quisesse fazer a fisio, poderia, mas que o paciente talvez não resistisse à fisioterapia, de tão mal que estava sua situação debilitada e sem prognóstico de vida. Mas tenho em mente que estávamos ali para fazer o possível e que a fisioterapia seria importante naquele momento, e assim fomos liberados a realizá-la.

Com os cuidados realizados, executamos várias manobras respiratórias, atentando-nos à saturação, frequência cardíaca, entre outros fatores. No entanto, o paciente descompensava. Parávamos, aguardávamos ele se recompor e continuávamos o atendimento. Ficamos ali por duas horas. Naquele dia, havia poucos pacientes internados, e nosso foco era ajudar aquele paciente mais grave designado a nós dois.

Assim terminou nosso dia de estágio. A professora brincou: "Vocês judiaram do paciente que já estava desenganado". Fomos embora tristes por ouvir aquilo, mas quando retornamos no dia seguinte, vimos o leito desse paciente vazio. Ficamos sem reação, o pensamento que veio foi: "Poxa, será que exageramos no tratamento, e ele veio a óbito?" Mas, nisso, a professora chegou e nos falou: "Parabéns, vocês salvaram o paciente". Os médicos já tinham desistido, e, para surpresa nossa, ele teve alta no dia seguinte. Ficamos felizes em ter persistido e em ver que podemos sempre fazer o que nossa profissão nos delega.

O susto

Certo dia, estávamos atendendo na UTI e foi um período bem complicado, era época do surto do H1N1, a gripe aviária. Estava no início dela e a população estava assustada com uma nova doença que estava matando pessoas numa velocidade muito rápida. Notícias dessa doença nos jornais escritos, televisivos e na internet estavam apavorando a todos.

Era o início da minha jornada de estágio na UTI com meus colegas, quando a orientadora passou todo protocolo de atendimentos e cuidados que deveríamos ter em relação a nós e a todos os pacientes que estavam ali internados, cuidado de trocar jalecos a cada paciente, as luvas, máscaras, enfim, tudo em um padrão-ouro de atendimento. E certo dia fomos incumbidos de atender um paciente que estava na área isolada dentro da terapia intensiva. Atendemos da maneira correta, seguimos todos os protocolos. Este paciente tinha várias comorbidades e suspeitava-se que estava infectado com o vírus da gripe aviária, pois teria procedência de um país asiático, recém-chegado ao Brasil. Passando muito mal, quando internado, entrou em coma e foi imediatamente transferido para essa área isolada. E, após alguns dias, estava eu e meu colega realizando a fisioterapia respiratória e a aspiração desse paciente, que estava em circuito fechado, além do isolamento. O colega, sem querer, esbarrou na tubulação do aparelho e, por azar nosso, escapou, possivelmente contaminando o ambiente. Estávamos de máscaras apropriadas e tudo mais, ficamos em choque. A orientadora rapidamente recolocou essa tubulação e ficamos apreensivos quanto ao fato de termos sido contaminados.

Logo chegou o resultado dos exames desse paciente, constatando positivo para H1N1. O medo tomou conta de nós. Ficamos em quarentena por alguns dias. Meu colega desesperado por ter, sem querer, cometido o fato, pediu desculpas. Mas estávamos conscientes de que fizemos tudo certo e aquilo foi um acidente de trabalho. Para a felicidade de todos, passando alguns dias e exames, soubemos que não tínhamos sido contaminados. O paciente nada sofreu com aquela situação, pois era a saída do filtro. Mas ficou a lição de que nossos colegas, sejam fisioterapeutas, enfermeiros, pessoal da limpeza, médicos ou outros, correm riscos a todo momento de ter sua vida interrompida no exercício de sua profissão.

Sequestro

Bem, na formação, temos o prazer de encontrar pessoas que acabam fazendo parte das nossas vidas, e uma delas, um colega que na época trabalhava como carreteiro, era uma luta para estar nas aulas da faculdade, casado com filho, não media esforços para estudar, até chegar ao ponto de vender sua carreta e se empenhar nos estudos, e em um intervalo do curso ele nos contou um ocorrido com ele nas estradas. Estava fazendo um carreto para o Norte com seu pai, para alternarem na direção, e foram abordados por bandidos fortemente armados, tomaram a direção da carreta, vedaram eles e levaram em outro carro a um local ermo, deixaram amarrados por alguns dias, mas sempre traziam algo para eles comerem, como dizia o colega, eram bons bandidos. Certo dia, tiraram eles e soltaram em uma estrada abandonada, avisando que o cavalinho estaria em um posto e a carreta em outro local, e que eles tinham errado a abordagem e a carreta não serviria para seus propósitos e iriam soltar eles desde que não olhassem para trás e saíssem gatinhando. E assim o pai o fez, mas o colega foi inventar de olhar para trás e nisso o bandido deu uma bicuda no bumbum dele, que não mais olhou e saiu correndo, achando que seria baleado pelas costas, mas a uma certa distância, quando se virou, eles tinham sumido. Quando conseguiram ajuda, foram em busca do cavalinho, que é o caminhão, e realmente se encontrava no local dito, e em busca da carreta, que já se encontrava na delegacia. Devido aos trâmites, tiveram que esperar a liberação e foram verificar a carga e pertences e nada faltava. Quando a delegacia liberou, foram pegar e veio a surpresa, tinham sumido ferramentas e alguns sacos de ração que transportavam, pasmos mas felizes de estarem vivos retornaram para suas casas. Os policiais disseram que houve o saque à noite, pois não havia guarda-noturno no local.

O motorista

Estava eu no consultório quando tocou a campainha, era um senhor com seus 50 anos, roupas rasgadas, mau cheiro exalando longe, barbudo, enfim, estava em situação de rua, famoso mendigo. Este na porta, abri, perguntei se precisava de algo, ele, muito cortês, pediu ajuda com comida e algum dinheiro para passagem, eu estava sem paciente no momento, fui em busca de algo para este senhor, fiz um lanche e perguntei qual seria o valor da passagem. Ele falou ser o necessário para voltar para sua cidade de origem, acabei caindo na conversa com ele, contou várias situações, uma delas, sua ida para trabalhar no Iraque. Eu, descrente, não acreditei, mas ele tinha a carteira de trabalho com carimbos da empresa no Iraque que o levou, relatou também que a esposa o traiu e, quando descobriu, perdeu o sentido da vida, vendeu tudo e caiu na bebida, até ser despejado e ir para rua, ficando na rua pelo mundo uns dez anos, até aquele dia, e seguiu rumo à rodoviária, mas se ia ou não, sabe Deus. A gente imagina que vá direto para o bar comprar bebidas. Os meses se passaram, quando eu estava indo para um curso em São Paulo, fui até a cidade vizinha, onde tinha linha para a capital, estando na rodoviária, encontro, para minha surpresa, um senhor bem-vestido, de terno, vindo em minha direção, o reconheci imediatamente, e não acreditando na mudança do mesmo. Ele, muito educado, veio ao meu encontro agradecer por aquele dia, a conversa e ideias que a ele foram de grande valia, além da comida e dinheiro. Ele resolveu tomar um rumo na vida e realmente, voltando para sua cidade, arrumou emprego, casa, enfim uma nova família, um recomeço e estava trabalhando de motorista para um empresário. Fiquei muito feliz de tê-lo ajudado com tão pouco, mas a pessoa retomar a felicidade de viver não tem preço, nunca é tarde para um recomeço, a felicidade mora ali, basta ir ao seu encontro.

Respeito

Nesta vida, há muitas surpresas que esperamos. Uma delas foi quando cheguei ao local do curso e conheci várias pessoas novas, incluindo o professor. Mas também havia as figurinhas carimbadas que encontramos pelas estradas da vida do aprendizado. Logo na chegada, fomos recepcionados com um belo café gaúcho. Para não ficar para trás, avisei a copeira que havia trazido coruja para que eles também apreciassem as tradições da minha região. Todos ficaram assustados, pensando em chamar o Ibama, mas expliquei e mostrei que a coruja era apelidada na região e que seu preparo com farinha de mandioca, ovos e outros ingredientes era uma delícia. E se ficasse para outro dia, poderíamos fritá-la na manteiga para apreciá-la ainda mais. Enfim, experimentaram e adoraram.

Durante o café, estávamos conversando sobre histórias de pacientes. Uma delas foi a de um rapaz que se vestia de mulher, mas afirmava ser heterossexual. Alguns duvidavam disso. Foi quando o professor saiu do local com a cara fechada. Todos não entenderam a situação, mas ele retornou com o celular e mostrou a todos algumas fotos. Todos elogiaram: "Que linda! É sua filha?" Ele sem hesitar falou em alto e bom som: "Meu filho!" Explicou que o filho adorava roupas femininas, principalmente o uniforme da escola. Com seus 4 anos, afirmava que era apaixonado por uma coleguinha dele e que se sentia bem assim, sabendo que era menino. O pai aceitou a situação e levou o filho à psicóloga, que disse que poderia ser uma fase, mas que não se preocupasse, pois estava passando pelas fases do id, ego e superego.

O pai era lutador de artes marciais e sempre treinou o filho para defesa pessoal, disciplina e respeito ao próximo. Explicou ao filho que poderia ter problemas com os coleguinhas e professores por causa de sua vestimenta, mas ele afirmou que iria assim e enfrentar a situação. O pai contou que falou ao filho: "Respeite uma, duas, três vezes. Se alguém vier criticar ou debochar de você, vá à direção da escola e faça a queixa, que eu apoiarei totalmente. Mas, se houver tentativa de agressão e não conseguir pedir ajuda aos professores, peça três vezes que pare, caso não ocorra, você pode se defender das agressões e eu apoiarei quando for para diretoria e assim ocorreu". Pais reclamavam que o filho dele tinha batido, mas quando o pai questionava o filho na presença do coleguinha e do pai se o filho havia feito o que ele mandou, de pedir encarecidamente que parasse a agressão, e o outro menino confirmava que ele havia feito isso, mesmo assim foi para cima dele. Nessa situação, o pai disse "Quem deve ter educação e respeito ao próximo é seu filho" continuo a dizendo, você viu que meu filho agiu em legítima defesa, peço que oriente seu filho sobre as diferenças e opções de vida de cada pessoa, mesmo que não aceite a condição do coleguinha estar vestido assim, deve ter educação é respeitar a todos sem distinção". No fim ele ficou feliz de ver que tem mais pessoas iguais ao filho dele, e a cara de bravo foi brincadeira, o professor é dez.

Terapia contensão induzida

Bem, fui ao teatro com meu filho ainda pequeno, na entrada estava escrito que não havia restrição de idade, era uma peça sobre a morte de um familiar e brigas pela herança, até aí tudo bem, mas, no desenrolar da encenação, teve muitas coisas que aconteceram que não eram apropriadas, no meu ver, às crianças e isso marcou uma pessoa em especial que trabalhava na peça. Nisso, passaram alguns anos, fui fazer um curso, começou e tive a impressão de que já conhecia a professora de algum lugar, quando questionei se ela também era atriz, veio a surpresa, era ela que fazia a peça. Acabou que me interessei pelo tema do curso, isso eu estava no primeiro ano da faculdade, comecei a guardar materiais sobre o tema, e cheguei a mandar e-mail para o criador da técnica de contensão induzida, que era um médico americano. Meu inglês básico me fez usar o tradutor da internet e mandei mensagem sem nenhuma expectativa de receber resposta, mas de novo fui surpreendido com o retorno do e-mails do médico, me enviando livros e artigos sobre o tema, fiquei admirado pela gentileza dele e acabei fazendo meu TCC de final de curso sobre o tema, e realizei a prática tendo muitos resultados positivos com a técnica. Para vocês verem como o destino traz surpresas, muitas delas boas, que faço uso até os dias atuais.

O amor prevalece

Certa vez, atendi um senhor cadeirante que compartilhou comigo uma de suas aventuras após sofrer um acidente e ficar paraplégico. Ele havia sido casado por mais de dez anos, mas, com a situação difícil que enfrentara e a revolta de ter ficado paraplégico, o casamento acabou. Ele namorou outras mulheres, mas sempre enfrentava dificuldades de locomoção e outras limitações.

Um dia, uma paquera insistiu em levá-lo para passear na praia e decidiu que iriam entrar na água juntos. No entanto, ele recusou, sabendo que seria difícil, devido às suas limitações. A paquera não aceitou um não como resposta e acabou levando a cadeira de rodas para a beira d'água. As rodas da cadeira afundaram na areia, travando-a, e a maré começou a subir. Eles estavam no local mais afastado da praia e acabaram em uma situação difícil. Felizmente, foram socorridos a tempo, mas esse romance não deu certo.

Mais tarde, ele encontrou uma médica cadeirante e foi amor à primeira vista. Algum tempo depois, ele se preparou para levá-la ao motel para uma noite inesquecível. Ele dirigia um carro adaptado e combinaram um dia para ir juntos. Ao chegar no motel, o atendente perguntou se precisavam de ajuda, mas ele disse que estava tudo sob controle. Eles entraram no quarto e foram tirando suas roupas, mas quando a médica tentou se transferir para a cama, aconteceu o pior: ela caiu no chão. Ele ficou desesperado em ajudá-la, mas também acabou caindo. Eles não conseguiam subir nem na cama nem na cadeira. Depois de muitas risadas e conversas, alguém sentiu falta deles e os ajudou a sair daquela situação engraçada.

Apesar de todas as dificuldades, eles se apaixonaram ainda mais e estão juntos até hoje. Eles enfrentam muitos obstáculos, mas sempre encontram um jeitinho de se virar. É uma história inspiradora de amor e superação, mostrando que não importa as dificuldades que enfrentamos na vida, podemos sempre encontrar a felicidade se estivermos dispostos a lutar por ela.

O abraço

A vida às vezes nos prega peças. Certa vez, estava atendendo em uma Clínica, na cidade vizinha de onde moro, em um dia bastante corrido de agenda cheia. A jornada foi muito tensa, pacientes com dores físicas e emocionais, mas faz parte, quase que diariamente este tipo de situação acontece em nossa carreira.

Como sempre, tentamos separar o que acontece no consultório da vida particular, sempre tem um atendimento que acaba abalando nosso dia, pois a maldade existe em muitos lugares, e quando ocorre é difícil de aceitar, mas é por isso que estamos aqui, fazendo o possível para que o corpo e mente dessas pessoas superem todos os percalços da vida e sigam em frente, seja no seu estado físico ou emocional.

Quando estava retornando para minha cidade, já quase anoitecendo, revisando na mente como foi o dia e como poderia fazer para entender esse dia, me surpreendo no trajeto com um caminhão do corpo de bombeiros vindo da minha cidade. Achei estranho, pois onde moro não tem essa corporação, e quando o caminhão chegou próximo ao meu carro, levei um susto ao ver duas crianças entre 10 e 12 anos mais ou menos brincando em cima do caminhão em movimento, fazendo traquinagens, numa felicidade que me encheu de alegria. Só de ver os dois em cima do caminhão, brincando e pulando, como há muito tempo não via, me fez esquecer os pensamentos que envolviam a minha cabeça. Isso ocorreu em fração de segundos, e por instinto pisquei o farol e sinalizei aos bombeiros que estava ocorrendo algo em cima do caminhão, mas nem sequer pararam para verificar e seguiram viagem. Fiquei preocupado que pudesse ocorrer um acidente com os meninos, mas segui para minha casa com o pensamento nos meninos brincando em cima do caminhão. Peguei o celular para tentar entrar em contato com a central para comunicar o que eu tinha visto, porém era uma área que não pegava sinal de celular para avisar. Quando cheguei em casa, fui logo contar para minha esposa o ocorrido, mas enfatizando a alegria dos meninos brincando. Fiquei em choque quando ela me falou que duas crianças haviam se afogado em um lago no município e o corpo de bombeiros havia encontrado e estava levando para o IML da cidade vizinha. Estavam pescando e um deles caiu da canoa no lago e o outro foi ajudar a socorrer, mas infelizmente os dois morreram abraçados, segundo o corpo de bombeiros, que os retirou do lago. Choramos pelo ocorrido, pois conhecíamos as crianças e foi muito triste perdê-los dessa forma trágica, mas tive a felicidade de ver e sentir a alegria e a paz em que eles estavam em cima daquele veículo. Não sabia se havia sido a minha imaginação ou obra do destino. Enfim, eles deixaram uma lição de vida: mesmo em uma situação trágica, nunca perca sua criança interior, pois vi naqueles meninos brincando em cima do caminhão a alegria, a leveza e a paz de ser criança, levando isso junto deles para muito além do que nossa imaginação possa explicar.

Mãe d'ouro

Como ocorre sempre no dia a dia, a conversa corre solta com este paciente, pois foi um ex-empregado do meu pai, a história neste dia contou. Certo dia estava ele em sua casa no sítio, quando de repente escureceu o tempo, já era finalzinho da tarde, céu claro, lua cheia, mas do nada a energia da sua casa e de vizinhos próximos apagou. Como era de costume quando ocorria isso, o pessoal se juntou e fizeram uma fogueira e assaram milho que colheram da sua lavoura. Os contos foram muitos nesse dia, a noite foi adentrando, o pessoal foi indo embora, só sobraram ele e a esposa, quando no céu cruzou uma estrela d'alva como chamavam no local. E nas histórias de seus antepassados dizia que era raro acontecer isso, e quem tivesse coragem de pegar uma agulha e um martelo e bater em cima da unha do polegar, teria o privilégio de enxergar o tesouro que a mãe de ouro havia escondido, e seria dele todo ouro. Mas a falta de coragem foi grande e o mistério da mãe de ouro continua sem alguém ter feito a proeza de sentir a dor dessa martelada. Soube tempos depois, ele, já viúvo, foi morto no sertão com uma machadada na cabeça, o motivo nunca foi descoberto, onde ele foi morar era um lugar bem ermo, longe de tudo e de todos. Fiquei triste quando soube, porém ele foi um conhecido de infância e muitas outras histórias ele me contou quando trabalhou com meu pai no sítio.

Capítulo dois

VOCÊS SÃO UNS ANJOS

Este episódio ocorreu quando estava quase no fim do nosso estágio na UTI. Estávamos preenchendo os relatórios dos pacientes atendidos quando o médico do plantão me convidou para auxiliar na retirada da intubação de um paciente. Eu fiquei apreensivo, mas estava ali para aprender e, por felicidade minha, ele propôs que eu retirasse a intubação, ensinando-me todo o procedimento adequado de retirada do tubo. Um colega já havia aferido e feito todo o protocolo para desintubar e era o momento certo de fazê-lo. E assim o fiz. O paciente, quando houve a retirada, em um tom de voz de gratidão, disse: "Vocês são uns anjos". Não me recordo da patologia que ele tinha naquela situação, mas lembro de outra marca que passei com o mesmo paciente. Dias antes, na hora da visita, uma moça estava ao seu lado. Eu achei que era filha do senhor que ali estava e perguntei. Ela, muito calma, disse: "Sou esposa dele". Eu fiquei sem jeito com a situação, pois a diferença de idade é gritante, mas o amor não tem limites de idade, e foi mais uma lição que tive.

Enfrentamento

Logo no primeiro dia no estágio da UTI, me defrontei com o meu maior obstáculo na carreira, a chefe da fisioterapia e especialista e nossa orientadora me encarregou de cuidar da minha primeira paciente, até aí tudo bem. Era uma paciente que estava grávida de um feto já em óbito aguardando a remoção, estava em coma devido a ser pega em um assalto malsucedido; ela e o marido levaram uma surra. Era portadora de HIV, estado febril de mais de 40 graus, e por destino da vida o leito em que ela estava era o mesmo onde meu pai, seis anos atrás, tinha falecido. Foi um choque saber que seria naquele leito, mas juntei minhas forças e, sem falar algo à orientadora, que antes dissera se fosse parente ou conhecido não deveríamos atender, mas não me encaixava nessas contraindicações, lá fui eu atendê-la com todos os cuidados, realizar aspiração, mobilização possível, anotando todos os parâmetros, enfim consegui fazê-lo. Essa paciente naquele estado foi operada e estávamos acompanhando o obstetra realizar a retirada do feto, e nós adequando os respiradores. Foi uma cena difícil ver a retirada daquele ser inocente cuja vida já se fora. Seguiram-se os dias e a paciente não melhorava, pois já havia ocorrido a sepse e febres muito altas a levaram. Fiquei comovido por não ter êxito em ajudar aquela paciente cujo leito fora de meu pai anos atrás, o que ela fez ou deixou de fazer nada importa para nós, da saúde, sempre buscamos a vida, mas aprendi que devemos passar por esse aprendizado, a vida é dura, mas também é bela, e seguimos em frente.

Aprendizado

Certo dia, na nossa rotina de estágio na enfermaria masculina, ocorreu de atender um paciente com HIV, febril, com alucinações, muito magro, aparência bem desprovida de vida, amarrado ao leito. Como sempre, no começo o medo surgiu, me precavi conforme manda o protocolo e fui atendê-lo, desamarrava um lado, mobilizava e fazia os procedimentos. Este paciente, na minha ideia, parecia não ter saída, os exames de uma maneira, em estado difícil, com muitas complicações. Após o atendimento, conversei com a esposa dele e ela relatou que tinha feito exames e não tinha contraído a doença, nem ela nem seus filhos. E mais, disse que o marido era uma pessoa ótima e de coração fora do normal em ajudar o próximo, mas caíra na bebida e, por amizades não favoráveis, fora para droga, se infectando. Assim passaram os dias, aquele homem em estado lamentável, quando estava para mudar de setor e ir para a ala feminina, ele que me aparece andando superbem no corredor, fiquei pasmo e feliz por ele e pela família, há situações que só dependem do ser maior, e não de nós. Assim, segui para a ala feminina e lá entrava eu de jaleco, com respeito a todas, realizava meus atendimentos quando uma do leito do lado tirou um barato comigo, dizendo que eu deveria ser proctologista devido a minhas mãos serem grandes. Desconversei e segui atendendo, cuidei da paciente que ficara vários dias na UTI devido a uma encefalite, veio muito debilitada por passar muito tempo no leito, eu mobilizava, colocava-a sentada, mas nem equilíbrio de cintura tinha. E assim fui fazendo a fisioterapia, ela com muitas escaras, ajudava o enfermeiro a levar no banho, e com o tempo colocava-a de pé com as técnicas adequadas, e foi acontecendo a evolução, alguns achavam que ela não iria conseguir, mas fiz o possível para reabilitar. Acabou meu tempo na enfermaria feminina e, por problema cardíaco que tenho, passava com o médico desse hospital só que em outro pavimento. Em uma dessas consultas, deixei o carro no estacionamento e caminhei para o local de atendimento, só que no caminho o fisioterapeuta chefe do setor feminino me encontrou e disse que a paciente x, que era a que eu tinha reabilitado, estaria de alta e queria me ver. Eu estava à paisana como civil (risos), ele autorizou minha entrada assim. Quando adentrei no setor, as mulheres deram um chilique por um homem entrar assim e tal, mas assim que me reconheceram foi uma festa. Conversei com a paciente e foi uns dos momentos mais felizes que tive de receber a gratidão e tê-la ajudado a se levantar e caminhar e seguir sua vida. Há coisas na vida que não tem dinheiro que pague, é a gratidão de ter feito seu melhor.

A tráqueo

Bem, em uma das várias noites na UTI realizando nosso estágio, ocorria tudo dentro da normalidade, quando o médico de plantão chamou eu e meu colega de atendimentos, trabalhávamos em dupla supervisionados pela orientadora especialista em UTI. Ele havia recebido reclamação de uma enfermeira que atendeu o paciente que tínhamos feito a mobilização e aspiração da tráqueo no plantão anterior. A reclamação dela era que tínhamos apertado demais a tráqueo e que seria necessário o médico trocar por outra de um material mais oneroso para o hospital. O médico, muito educado, nos chamou em frente do paciente, com nossa orientadora, e informou do fato ocorrido. O paciente era um senhor de estatura grande, descendência japonesa e que estava há mais de 90 dias em estado vegetativo naquela UTI. O que o médico disse foi na frente deste paciente. Sempre fizemos o nosso melhor para cuidar dele e de outros pacientes de uma forma que pudéssemos dar o conforto melhor possível. Aí aconteceu o inesperado, esse paciente em estado vegetativo do nada, na nossa frente, fez um gesto com o braço, elevando-o, e puxou a tráqueo, que saiu com uma leveza como se não estivesse apertada ou mal colocada. O doutor ficou pasmo com aquela situação que nunca em sua vida hospitalar tinha visto, e nos isentou de qualquer culpa, dizendo que se uma pessoa no estado dele fez aquilo, a enfermeira teria agido de má-fé ou aquele bondoso homem no seu leito nos tirou daquela encrenca por gratidão pelos cuidados e conversas mesmo sem estar inconsciente, pois mesmo nesse estado devíamos estimular ao máximo seus sentidos. Agradeço de coração a esse paciente pelo seu feito, que me marcou eternamente, pois fizemos nosso melhor e sempre farei.

Fazenda das esculturas: a viagem

Como sempre, nossa profissão exige que estejamos sempre nos aperfeiçoando em busca de conhecimento e novas técnicas para agregar em nossos atendimentos. Bem, eu fiz a matrícula no curso da Sétima Costela e fiz o básico em São Paulo, mas o avançado seria em Santa Rosa, no Rio Grande do Sul, onde o professor desafiou os alunos que quisessem se aperfeiçoar a irem até o mosteiro onde seria o curso no sul do país. Assim, combinei com duas amigas de São Paulo que iríamos de carro ao Sul, pois sairia mais em conta a viagem do que de avião. Uma delas convidou outra amiga da Argentina para ir conosco. Essa senhora, arquiteta já aposentada, buscava aprender novas terapias para uma nova fase de vida, ajudando de uma forma diferente as pessoas. As meninas, como as chamava, vieram da capital, sendo que a argentina veio de Buenos Aires de avião a São Paulo e juntas vieram de ônibus à minha cidade. Então almoçaram aqui e seguimos viagem para o Sul. Tivemos alguns percalços, do tipo chuvas muito fortes e quedas de árvores na estrada, até a primeira parada para dormir em Erechim. Saímos cedo rumo ao nosso objetivo, que era chegar logo, mas a 50 km do destino, observamos que iríamos chegar bem antes do início do curso. Tivemos a ideia de visitar a fazenda das esculturas, cuja propaganda que tínhamos visto na estrada era muito interessante, pois o criador das esculturas e dono da fazenda encheu-a com elas, que por fotos eram de todo tipo: animais, deuses, romanos, gregos e outros.

Acabamos decidindo haver tempo para essa visita e pegamos uma estrada não asfaltada na serra, que o GPS dizia ser próxima, e seguimos até ele sair de área e não chegava o local. Resolvemos perguntar na próxima casa que encontrássemos. Demorou, e achamos. Parei o carro, e a argentina falava muito bem o português, pois já trabalhara no Brasil e estava fazendo aquela viagem para rever os feitos no país quando era arquiteta pelas cidades que passamos. Ela se ofereceu a perguntar naquela casa, que era um pouco retirada da estrada. Quando ela retornou, um pouco brava e resmungando, me disse: "O senhor quer falar com você, diz que não adianta explicar para mulher!". E lá veio o senhor, colocou a camisa nos ombros, vestiu um boné. Reparei que era cego de um dos olhos e me explicou, enfatizando que não entrasse na igrejinha, seguisse em frente e logo acharia a fazenda. E lá fomos nós. Passamos por uma igrejinha que tinha uma placa de "impedido" jogada próximo a sua entrada e logo achamos a fazenda. De cara, vimos várias esculturas lindas e fomos em direção à portaria, mas a pessoa que nos atendeu relatou que, devido à pandemia, teríamos que ter agendado a visita com um guia, pois havia muitas esculturas em torno da fazenda e as que estavam ali próximas eram um aperitivo para os visitantes. Acabamos que não conseguimos entrar e retornamos pela estrada. O GPS voltou a funcionar. Coloquei o endereço do mosteiro e segui. Quando chegamos num ponto onde saímos da estrada principal e pegamos uma estrada mais estreita, o GPS nos guiava e na hora marcava estarmos a 45 km do mosteiro. Feliz por estar perto, segui pela estrada. De cara, encontrei algumas pessoas e um trator que deveríamos ter ultrapassado, mas observei que as pessoas deram risadas quando passamos. Segui e, quando virei a curva, começou a descida. Fiquei assustado, tentei parar, mas já era tarde. O carro não conseguia dar ré devido à estrada muito acidentada e inclinada. Mas o GPS confirmava que era por ali. Tentei refazer, mas lá se foi o sinal. O jeito foi descer a serra, já que uma das senhoras era arquiteta e me disse que realmente não iríamos conseguir subir se voltássemos. Passamos por cada buraco feito pelas chuvas dos dias anteriores. O lugar era lindo, com pedras enormes nas montanhas. Depois soube que era Quinta Colônia o nome do lugar. E morro abaixo seguimos com dificuldades, pois o carro era baixo, até chegar num riacho dentro do vale. Parei, olhei as pedras, a altura das águas e a correnteza. Pedi para que elas descessem do carro e passassem a pé pelo riacho. Arrumei o que pude no caminho dentro do rio para o carro passar e lá fui eu. Quase entrou água dentro, mas conseguimos passar e seguimos o caminho. Logo à frente, havia porteiras, gado e uma senhora de seus 70 e poucos anos que se ofereceu para abrir enquanto as outras duas ficaram perplexas com toda a situação. Chegamos a outro riacho um pouco mais estreito, porém com muita correnteza. Arrumei as pedras pelo caminho para poder passar, mas desta vez pedi para ficarem, pois precisava de peso. Se não, as correntezas poderiam puxar o carro. Conseguimos novamente, mas aí foi mais difícil. Começamos a subir a serra até certo ponto, quando começou a derrapar e não subia mais. Parei, olhamos a estrada e comentei com as meninas: "Olhem, vocês descem do carro e vou tentar subir. Se deslizar, eu saio, pois do lado era um precipício". Tentei e nada aconteceu. Na segunda tentativa, as três eram mestres reikianas e fizeram uma imposição de mãos. Eu tentei novamente e vi pelo retrovisor elas se distanciando e o carro subindo pelas estradas. Segui uns 2 km muito íngremes e aguardei no topo da colina em frente de uma casa. Enquanto isso, elas subiam a pé a colina. Fui até a casa para pedir ajuda, mas ninguém respondeu. Estava de chinelo na hora, descansando do perrengue que passamos, e, por azar, espinhos apareceram no meu caminho. Mas já via algo melhor, pois havia uma casa e poderia ter pessoas. Além disso, o carro estava na reserva, o que me preocupava. Quando elas chegaram, seguimos em frente e logo apareceu a pista e um posto de gasolina, onde paramos para encher o tanque e tomar um café. Naquele momento, esquecemos da pandemia, pois evitávamos paradas para não pegar o bendito vírus. Abastecendo, comentei com o frentista sobre o ocorrido. Ele disse que só naquela semana mais de três carros tinham ido para lá e que, por safadeza de alguém, mudaram a placa de "impedido" que estava na igrejinha. "Bem que o cego que vê tudo disse: 'Não entre na igrejinha'", ele comentou. Ainda falou que até o guincho que foi buscar os carros, ficou lá esperando por outros que os puxassem do local, que não tinha sinal. Foi uma aventura! Chegamos ao mosteiro a tempo, assustados.

Foi lá que a argentina me disse: "Eu não tive medo, amigo. Vi sua segurança ao dirigir e fazer o melhor para nos tirar daquela situação. Foi a maior aventura da minha vida", ela falou. Passei uns três dias sonhando com aquelas colinas e riachos e contei a ela que não podia demonstrar medo, mas que por dentro estava me borrando. Enfim, o curso foi maravilhoso, assim como o retorno para nossas casas, e sigo aplicando essa maravilhosa técnica hoje e sempre.

Furto x salvação

Fazemos tudo o que podemos para melhorar a qualidade de vida dos nossos pacientes, amigos e familiares, entretanto estamos sujeitos a passar por situações que entristecem nosso ser. Um dia, enquanto eu voltava de um curso na cidade de Londrina, no Paraná, algo aconteceu na estrada que me assustou. Eu saí do curso tentando chegar à entrada da reserva dentro do horário permitido para trafegar. Em certo horário, o trânsito é interrompido para que não perturbem a paz dos animais na reserva, sendo desviado e aumentando em mais de cem quilômetros a volta. Um carro estava atravessado na pista com alguns galões fechando o restante da passagem. Eu estava a 5 minutos de fechar a passagem na reserva e me veio à cabeça o risco de ser um assalto, ou até mesmo ter sido um acidente. Mas a lógica que me veio à mente era passar e pedir socorro, e assim o fiz. Derrubei alguns galões, avisei o patrulheiro dos ocorridos minutos antes e segui viagem rumo à minha cidade.

Chegando em casa, minha esposa pediu para pegar um lanche, pois já era tarde e sairíamos de madrugada de novo para levá-la ao curso dela. Deu tudo certo até o retorno à nossa cidade. Eu coloquei no GPS e ele me indicou outro caminho, não habitual. Na hora, nem lembrei que tinha mudado para desviar dos pedágios, pois a ida a Londrina ficaria mais perto, mas para São Paulo era mais longe. Acabamos demorando mais de uma hora do que o habitual, e quando chegamos em casa, tivemos uma surpresa desagradável. Bandidos tinham invadido nossa casa e levado o carro, que depois achamos queimado. Foi revoltante ver aquela cena da casa invadida e revirada. Fui à polícia fazer o boletim de ocorrência e, quando voltei, fui procurar câmeras próximas de casa, pois levaram até o gravador. Foi quando vi alguns indivíduos bebendo a bebida que era de casa. Uma delas era personalizada e a reconheci. Mesmo com tudo o que estava acontecendo, fui alertar um motoqueiro que estava bêbado e lá estava com a garrafa. Sem pensar, tirei ele da moto e, como na época sabia alguns golpes, o imobilizei. Os amigos dele vieram para cima de mim, mas falei para não se aproximarem, iria apertar mais o pescoço e assim os contive até a chegada da polícia.

Com o ocorrido, conversei com várias pessoas e sempre comentei sobre o meu trabalho que ajuda as pessoas a se recuperarem de traumas. Isso estava me ajudando a manter a linha apesar de toda a situação. Passados alguns anos do furto, uma dessas pessoas me procurou no consultório pedindo ajuda. Ele estava com pensamentos suicidas devido a pressões e chegou a se colocar em risco. Ele se lembrou da conversa que tivemos e isso o fez desistir por um momento. Quando estava na consulta, me relatou que seria sua última chance de se levantar, e, graças a Deus e àquela conversa, hoje está muito bem e feliz. Ele me relatou algum tempo depois a mudança que fizera na sua vida com a técnica da microfisioterapia. Às vezes algo ruim se torna em algo bom, pois se não ocorresse não teria aquela conversa, e a pessoa já estava em caminho, quem sabe, do pior.

O espanhol

Um certo dia, uma moça de uma cidade distante da minha veio com a companheira visitar os parentes dela, e acabou passando comigo. Atendo com várias técnicas, como microfisioterapia, que ajuda a autocura do corpo de traumas, sejam eles químicos, físicos ou emocionais, como também osteopatia, que são manipulações estruturais, viscerais ou cranianas. Enfim, essa moça sugeriu que fosse atender na cidade que ela residia, e que se propunha montar uma agenda de pacientes para que eu fosse até eles, eu acabei combinando com ela que iria se houvesse um certo número de pacientes.

Na véspera de ir, na sexta-feira, estava eu atendendo uma paciente cujo problema era, além de outros, a perda do marido. Realizei a microfisioterapia e esta paciente, como era da área de saúde, ficou curiosa de conhecer outra técnica, que se chama sétima costela e ajuda em vários problemas emocionais, e combinou de retornar na segunda.

No sábado, às quatro horas da manhã, fui eu à cidade dessa moça, ocorreram vários atendimentos com histórias de vida de arrepiar o cabelo – fica para outras histórias. Retornando no domingo de carro, era próximo ao meio-dia, estava só eu e Deus quando de repente comecei a ouvir uma voz, parecia em espanhol, fiquei assustado a princípio, mas na microfisioterapia tem uma página que fazemos que se houver uma energia negativa de alguém que se foi, podemos agir retirando-a (observação: independentemente de religião, quando ocorre o óbito da pessoa a energia do corpo vai para algum lugar, uns dizem ser a alma, outros espíritos, outros nem têm ideia do que pode ocorrer). Segundo a física, a energia não se destrói ela se transforma. E foi nisso que o criador da técnica, o francês Patrick Benini, colocou uma maneira que podemos agir com a microfisioterapia, caso o paciente esteja com alguma entidade.

Ocorreu que o carro começou a falhar e, por azar meu, o celular estava quase acabando a bateria. Passei por uma cidadezinha do interior, e ao lado da via estavam dois rapazes de trator. Quando passei com o carro do lado deles, pedi mentalmente que se houvesse algum espírito ali comigo saísse se fosse mal e fosse para aqueles rapazes. Maldade minha, mas, com o medo de ficar na estrada, foi espontâneo agir assim. Mas o carro continuou falhando e, quando passei no radar que era 60 km, acelerou do nada e acabei levando a multa. Foi estranho mais uma vez, seguiu pior, após isso o carro se arrastava, porém não havia sinal de celular naquele local, segui devagar até chegar a um posto onde iria eu almoçar. Estacionei, vi uma movimentação estranha, mas fui ao restaurante, comprei o cabo para carregar o celular e pensei "Vou tentar seguir viagem", pois havia perdido a fome daquela situação que estava ocorrendo. Entrei no carro e ele só engatava a ré, era automático, tentei várias vezes e, desistindo, acionei o seguro, que ficou de mandar um técnico para arrumar e, caso não desse, mandaria o guincho.

Nisso, voltei ao restaurante e acabei pedindo somente um lanche. Foi então que prestei atenção nas pessoas, que estavam assustadas. Perguntei ao garçom o que estava acontecendo. Aí veio a surpresa: ele contou que horas antes havia ocorrido um assalto a um caminhão com carga valiosa na rodovia federal e houve confronto com a polícia rodoviária. Isso a mais de 100 km dali. Só que eles fugiram por essa via em sentido daquele posto, acabou que os assaltantes fortemente armados invadiram o posto e se abrigaram no restaurante fazendo de reféns as pessoas que estavam ali.

O desfecho teria acabado momentos antes de chegar, com a polícia rendendo os assaltantes. Fiquei pasmo, aí entendi que tudo aquilo que acontecera com o carro era para me salvar daquela situação. Enfim, chegou o guincho e o técnico não conseguiu arrumar. Voltei com o carro no guincho e peguei carona com ele. O motorista comentou: "Que chato do carro estragar e te deixar na mão". Eu feliz da vida, disse que nada. Tudo acontece por uma razão e creio que foi para me salvar. Sabe lá o que poderia ter acontecido se já estivesse no local do assalto? Mais ainda não acabou.

Segunda-feira acordei bem, fui para a clínica e acabei atendendo aquela paciente da sexta-feira. Contei do episódio acontecido no dia anterior. Ela pasma também, me disse: "Essa voz que ouviu era mesmo espanhol e usando bordões?". Eu confirmei que sim, mas não conseguia me lembrar exatamente quais bordões tinham sido utilizados.

Enquanto conversávamos, a paciente se lembrou de quando eu havia dito que sentia a energia do seu marido presente e pedi que ele fosse embora. Ela então me surpreendeu com mais uma revelação: o marido dela era espanhol e tinha o costume de usar esses bordões em seu discurso. Ela acreditava que ele havia sido quem me protegeu naquela situação.

Tudo isso me marcou muito e me fez refletir sobre como às vezes a vida nos reserva surpresas e coincidências que nos fazem repensar nossas escolhas. Fica a dica: se algo te impede de fazer algo, pense bem se vale a pena continuar insistindo.

Sal ou açúcar

Muita coisa passa despercebida no dia a dia, às vezes, uma discussão, algo que aconteceu ou alguém que possa tirar nossa paz e tranquilidade. Nesse dia, um paciente contou um caso bem curioso enquanto estava lhe atendendo na fisioterapia. Bem, vamos lá. Ele relatou que certa noite estava sentado na beira da cama, se preparando para ir dormir, quando uma das tias dele veio a ele conversar, sentando-se ao seu lado na cama, no momento não percebeu nada estranho naquilo, ela fez um pedido a ele que pedisse desculpas a sua irmã por ela. Ele, tranquilo, disse à tia que faria esse favor sem pestanejar, nisso a tia desapareceu do quarto, então chamou a esposa que estava no banheiro e disse que pela manhã iria na casa da tia ,que chamaremos de Maria, a pedido da outra tia X, para pedir desculpa. Nisso, a esposa falou para ele que a tia X já era falecida, com isso ele ficou surpreso e nem passara na cabeça dele naquele momento que ela já falecera havia um bom tempo. Mas na manhã seguinte relatou que amanheceu com uma enxaqueca muito forte e que só passou quando pediu à esposa que fosse na casa da tia Maria. Chegando lá, ela estava a irrigar as plantas em frente à sua casa, ele sem jeito deu bênção à tia, a qual fazia muito tempo que não via, pois na infância só aparecia lá para comer os deliciosos doces e bolos que ela fazia. Enfim, a tia chamou o sobrinho para tomar café, e conversa vai e vem e ele contou o ocorrido à tia, ela no momento não lembrou de nada, mais disse que mesmo sem lembrar ela daria o perdão à irmã. Foi quando chegou o neto dela que estava servindo o exército, e que fazia um bom tempo sem vê-lo, nisso a conversa foi ficando cada vez mais boa, cheia de causos de família, e de repente ela parou e, sem piscar os olhos, nos disse que havia lembrado do ocorrido, e que teria sido na casa da outra irmã que mora em São Paulo, uma discussão boba por um pote, que ela não lembrava se era sal ou açúcar, mas disse que rezaria pela irmã e estava desculpada. E fomos embora sem saber qual era o produto da briga. Quando foi a São Paulo cuidar do pai operado do coração e que após a alta hospitalar dele foram ficar um tempo na casa dessa tia em São Paulo, ele, curioso, perguntou a ela como foi o ocorrido entre as duas irmãs, ela lembrou da briga e de quase tudo, menos se era sal ou açúcar. Bem, que sirva de lição, às vezes nem o sal ou o açúcar pode ser um bom tempero para vida, o importante é manter a amizade apesar das adversidades, seja entre família ou amigos.

Amigo da onça

Segundo o paciente, esse acontecido ocorreu próximo à sua casa, quando certo dia estava trabalhando no seu sítio à beira da estrada e em determinado momento parou um carro com um amigo de sua época de criança, com o qual sempre se encontrava nos bares do bairro.

Por sua vez, estava ocorrendo na cidade vizinha a festa da padroeira, e todo ano ocorrem romarias e festejos reunindo pessoas de todos os lugares.

Enfim, o senhor em questão estava nos seus afazeres quando esse amigo parou seu carro, vindo do dia seguinte ao festejo, logo pela manhã, porém em estado de embriaguez no seu Fiat Uno 147, que fazia muito barulho com a marcha estralando. Bem, esse senhor parou o carro e foi logo perguntando onde morava o Sr. Fulano de tal, para esse meu paciente. Ele percebeu que o amigo não o tinha reconhecido, e ele estava tão embriagado que não sabia o caminho da sua casa, o qual era seguir em frente alguns quilômetros e chegaria em casa são e salvo. Mas o paciente, querendo fazer uma brincadeira com o amigo, disse em alto e bom som que ele tinha passado pela casa do tal e que deveria voltar alguns quilômetros. O senhor, mesmo embriagado, agradeceu a informação e fez retorno, mas, por obra do destino, alguns metros após ele retornar, havia uma enorme vala com uma ponte de madeira estreita pela qual já havia passado. E nessa de voltar, que nem era o caminho de casa, ocorreu o acidente: caindo dentro dessa vala que era muito profunda. O paciente ouviu o barulho e correu para ver o que havia ocorrido, e lá estava o amigo preso dentro do carro na vala. Ele ajudou a retirá-lo do carro, todo machucado e cheio de ferimentos da queda e do vidro do para-brisa que espatifou em cima dele. O paciente ficou apavorado com a situação de ter colocado o amigo naquela situação, pediu desculpas depois que ele se recuperou e disse que não era a intenção machucá-lo, e sim pregar-lhe uma peça, pois esse amigo tinha o costume, quando embriagado, de pregar peças nos amigos. Apesar do acidente, a amizade continuou, mas o paciente me procurou para ajudá-lo a se libertar desse peso de ter quase matado o amigo por uma brincadeira de mau gosto.

Simbiose do amor

A maior propaganda na nossa profissão sempre ocorre em cidades pequenas, através da propaganda boca a boca, dizer comum em nossa região.

Um rapaz ficou sabendo por amigos sobre a sessão de microfisioterapia, e por curiosidade resolveu agendar. Após a sessão, ele relatou melhoras em suas dores e, dias depois, me passou um *feedback* da consulta. O mesmo ocorreu com sua esposa, que após o esposo relatar sobre a consulta também agendou por curiosidade. Até aí, tudo maravilhoso.

Após alguns meses, remarcaram as consultas sem avisar ao outro que tinham agendado e, curiosamente, um às 13h e o outro, sem saber, às 15h do mesmo dia. Quando atendi o marido às 13h, percebi que era uma pessoa incrível, com uma sensibilidade admirável. Ele trouxe a queixa de que situações do passado o perturbavam e que era o momento de se libertar. Relatou o seguinte: estou pensando em me separar da minha esposa, pois não estamos conseguindo ter filhos. Ele acreditava que o problema estava com ele, pois em um relacionamento anterior havia concordado com a namorada em realizar um aborto, uma vez que ela era usuária de drogas e o risco de a criança nascer com problemas era grande. Acabou acontecendo sem eles intervirem, e sua consciência pesou só de imaginar o aborto. No novo relacionamento, já havia tido três abortos, todos espontâneos. Ele pensou que, como a esposa desejava muito ter filhos, era melhor deixá-la, mesmo a amando. Fiquei chocado com o que ele estava disposto a fazer por ela. Que amor!

Realizei a técnica e lhe disse que, agora, ele poderia tomar sua decisão com mais consciência. Ele seguiu para o trabalho.

Às 15h, a esposa desse rapaz veio fazer a sessão e, para minha surpresa, também queria se separar. Ela o amava muito e não queria vê-lo infeliz, desejando que ele tivesse um filho, mesmo que não fosse com ela. Relatou que já havia tido dois abortos espontâneos no relacionamento anterior e, com o atual, mais três. Fiquei atônito com as histórias, mas continuei com a técnica, pensando em como poderia ajudá-los.

Conversei com ela sobre a importância de se abrir com o marido, ressaltando que o diálogo seria necessário para aperfeiçoar os detalhes.

Pedi permissão para ela para conversar com os dois ao mesmo tempo, em um outro momento, a fim de ajudá-los da melhor forma. Durante a consulta com o casal, mostrei como a confiança deles em me procurar era fundamental. Tive uma conversa com eles e falei: "Vocês têm uma simbiose incrível; jamais vi algo assim. Vocês se amam ao ponto de querer separar-se para deixar o outro feliz. Não deixem o passado interferir ou mudar suas essências".

Anos depois, reencontrei-os juntos, agora mais fortes. No entanto, a história não termina aí. A esposa enfrentou problemas nos órgãos e teve que operar, retirando o útero e um ovário. Ainda há possibilidade de coletar o óvulo e o espermatozoide dele para realizar a fecundação numa barriga de aluguel, mas, segundo eles, essa não é a prioridade. Eles buscaram a adoção, mas enfrentaram muitas barreiras impostas pelos gestores do setor.

Um casal em busca de constituir uma família. Espero que um dia consigam, pois esses dois merecem ser mais felizes. Nem sempre podemos colocar um ponto final em uma história... Que Deus os brinde com sua glória!

Gravidez

Atendia uma garota de seus 13 anos com dificuldades motoras, realizei a técnica que ajuda a cuidar do emocional, para tentar acelerar a recuperação, e, cada vez que a moça realizava exames, o médico mudava o diagnóstico. Esse atendimento realizei em domicílio, e como sempre os familiares adoram contar histórias, e uma delas foi quando perguntei quantos filhos ela teria, pois vi na casa algumas crianças, jovens e adultos, superlotada a casa. A mãe disse que ela se casou, teve alguns, separou e começou uma paquera, teve mais alguns, voltou com o ex ,teve mais alguns, separou novamente e outra paquera, mais alguns, estava separada na época e brincou: "Olha, não posso passar perto de um homem que já engravido!". Eu para descontrair brinquei: "Vou dar a volta por fora do sofá e passar longe da senhora, e atender sua filha na cozinha, não quero correr risco", e demos muitas risadas, e graças a deus a moça ficou bem. Mas não soube a quantia de filhos, se querem saber.

Cinzento

A infância deixa marcas profundas na vida de uma pessoa, sejam elas maravilhosas ou desastrosas. Um senhor que viveu na roça desde pequeno conta sobre seu fiel companheiro, um cão vira-lata chamado Cinzento. Juntos, compartilhavam aventuras de pesca, caçadas e brincadeiras no terreiro. Cinzento era muito mais do que um animal de estimação; era seu melhor amigo.

Uma das aventuras mais memoráveis ocorreu quando decidiram caçar raposas na mata. Havia uma cachoeira e uma represa, e, após darem a volta, subiram até o topo. Embora não fosse muito alta, a mata era densa e repleta de belezas naturais. A nascente acima era deslumbrante, cheia de camarões e pequenos peixes, um verdadeiro espetáculo da natureza.

Foi nesse cenário que o dono teve a ideia de atravessar a cachoeira por uma ponte estreita, deixando Cinzento para trás. Quando percebeu que algo estava errado, o cão correu em direção à cachoeira, demonstrando uma preocupação genuína. Desesperado, Cinzento se jogou nas corredeiras, deslizando por cipós e galhos. A cena foi angustiante; o dono não havia pensado nas consequências e, em um momento de imprudência, seu amigo se machucou. Essa experiência marcou profundamente sua infância, ensinando-lhe que não se deve brincar com quem se ama.

Apesar do acidente, Cinzento se recuperou, e suas aventuras continuaram. O pai do senhor era proprietário de um sítio e, todas as manhãs, ele saía para acordar os funcionários, sempre acompanhado de Cinzento. Logo, o cão já ia sozinho, arranhando as portas das casas para chamar os colonos ao trabalho. Cada morador, por sua vez, oferecia algo para ele comer. Um dos funcionários costumava brincar, dizendo: "O Cinzento é de noite ainda, deixa eu dormir!".

Cinzento também era um romântico. Quando se encontravam por acaso no caminho, ele exibia aquele sorriso travesso, e, na beira da estrada, suas "namoradas" sempre apareciam, como se soubessem que ele estava ali. Essas histórias da roça moldaram a infância do senhor e lhe ensinaram a importância da amizade sincera e do amor incondicional.

Hoje, sua maior dificuldade é superar a perda de Cinzento, sendo atropelado. Já idoso, o cão não tinha mais a habilidade de escapar dos perigos. Essa perda deixou uma saudade imensa, mas as memórias das aventuras juntos sempre o acompanharão.

Cinco bonecos de ouro

Tinha uma mulher que vivia implicando com o marido. O marido morreu e tinha cinco bonecos de ouro. A esposa dizia: "Eu quero esses cinco bonecos de ouro", mas o marido os havia escondido muito bem antes de morrer. Quase toda noite a esposa chamava o marido no pensamento e pedia os cinco bonecos de ouro, maldizendo-o, querendo a todo custo. Até que um dia ela pediu com tanta força de vontade que o marido apareceu somente a caveira na frente dela, se batendo e assustando-a. Depois disso nunca mais quis saber dos bonecos de ouro. A ambição ou a cobiça destroem um lar. Se a esposa fosse uma pessoa querida, não teria passado o perrengue que passou, fica a lição de vida.

A cobra

Já formado em fisioterapia, trabalhava a semana de segunda a sexta-feira normalmente, quando uma senhora pediu se poderia atender seus dois filhos no domingo, pois o marido trabalha em São Paulo e só vim um fim de semana por mês. Sendo assim, agendei para um domingo na minha residência, onde tenho um consultório, quando chegaram entraram pelo portão da casa, e não do consultório, e se admiraram com o lago de carpas os pés de frutas, tínhamos pato e peru em um espaço, além dois cachorros shitzu. Enfim, como minha esposa também trabalha com a técnica de bioalinhamento, propus aos pais que ela atendesse um com a presença do pai e eu atenderia outro com a presença da mãe com a microfisioterapia – as duas são terapias que visam tratar traumas emocionais, químicos ou físicos. Sendo assim, minha esposa ficou no consultório, e eu atendi na área da cozinha. O atendimento seguia normalmente, a mãe detalhando os problemas da criança e de repente ela me fala: "Que legal, vocês têm um zoológico na sua casa, até cobra vocês criam", eu estranhei cobra! Segui o atendimento, e a porta da cozinha estava aberta, foi quando percebi um jararaca armada, pronta para morder, a uns dois metros de mim. O lote nosso é grande, mas é mantido roçado e limpo, só que o lote entre nós e a escola é puro mato e deve ter subido pelo muro ou entrado por baixo do portão. Eu agi de forma natural como fosse nossa a cobra, e peguei uma forma de bolo da cozinha e a cobri, dei a desculpa de que ela poderia se estressar com eles. Quando eles foram embora, peguei a cobra e levei-a para meu sítio e a soltei, mas a cena ficou na minha cabeça para sempre, ela se armando pronta para o bote, coisas que acontecem no interior.

Pé de hábil

Fui chamado para atender uma senhora descendente japonesa. Ela morava em uma casa antiga, cercada por árvores frutíferas. Seu jardim era repleto de bananeiras, mangueiras, laranjeiras e outras frutas exóticas, como o abiu, que ela cultivava com muito carinho. Sempre que tinha frutas maduras, ela me oferecia e, como uma abelha para o mel, eu aceitava e adorava saboreá-las, principalmente as do abiu.

Durante nossos atendimentos, conversa vai, conversa vem, ela comentou que essa era a fruta favorita de seu finado marido. Até aí, tudo bem. Mas quando ela falou que havia jogado parte das cinzas dele nas raízes do pé de abiu, fiquei um pouco desconfortável. Apesar de entender a intenção da senhora em homenagear o marido e nutrir as frutíferas, a ideia de comer frutas provenientes de um pé que tinha sido "alimentado" com as cinzas de uma pessoa me incomodou um pouco.

Mesmo assim, a senhora era um doce de pessoa, e sua maneira de manter viva a memória do marido era singela, mas tocante. Decidi plantar meu próprio pé de abiu em casa e espero que, daqui a uns vinte anos, ele comece a produzir. Quem sabe, assim, eu possa voltar a saborear a fruta sem nenhum tipo de incômodo.

Capítulo três

ATENDIMENTOS DOMICILIARES

Martelinho de ouro

Certo dia, chegou um senhor magro, alto, descendência japonesa, veio realizar uma sessão de Osteopatia, devido a dores na coluna vertebral, fiz os testes e comecei as manipulações e, para finalizar o atendimento, mostrei outra técnica que se chama LAE, seria a liberação articular energética que faz uso da colher de sopa e do martelo almofadado com cunhas, e comecei as manobras. Ele no começo ficou assustado de ver o tamanho do martelo, mas logo se sentiu à vontade, pois é muito bom receber as marteladas. Quase terminando, ele me conta a profissão que exercia, para minha surpresa, era martelinho de ouro, é uma pessoa que conserta pequenos amassados em carros sem a necessidade de pintar ou retirar peças do lugar. Nessa, me disse: "Agora sei como uma lataria do carro se sente com as marteladas". É muito relaxante, além de consertar as imperfeições, seja da pessoa ou dos carros, o martelinho é valioso.

Bolinha de gude preta

Atendia um paciente de 10 anos, realizando a microfisioterapia nele, um menino muito hiperativo, que não parava para nada. Quando eu estava passando as informações que saíam do atendimento, ele me interrompeu querendo contar uma história sobre seu passado. E assim começou: "Um certo dia, quando uma criança começou a dar seus primeiros passos e a falar, quando foi seu aniversário de 2 anos, pediu ao pai bolinhas de gude pretas, mas este, com medo de que ele se engasgasse, não permitiu comprar as tais bolinhas. Outros aniversários ocorreram, e o menino ganhava de tudo, mas persistia em querer ganhar bolinhas de gude pretas. Chegou à juventude, e a mesma situação continuou. Quando o rapaz fez 18 anos, o pai lhe deu um carro de presente, mas o jovem ainda insistia em querer as tais bolinhas de gude pretas. O pai não dava atenção para o pedido inusitado do filho. Então, ocorreu um acidente com o jovem, e ele ficou muito mal na UTI. O médico informou que o rapaz não passaria daquele dia. Quando o pai foi visitá-lo, novamente o filho pediu-lhe as bolinhas de gude pretas. O pai, perplexo com aquilo e curioso para saber por que o filho queria tanto as tais bolinhas, sendo que estava muito mal, perguntou-lhe: 'Filho, para que essas bolinhas de gude pretas?' E o filho, em suas últimas palavras, falou: 'Pai...', e faleceu".

Espingarda: uma memória redimida

Na rotina de um fisioterapeuta, somos frequentemente confrontados com pessoas em busca de alívio para seus males. As dores e queixas dos pacientes são o cerne de nosso trabalho, e ouvi-los atentamente nos guia no caminho para encontrar a solução mais adequada. Durante os atendimentos, não é raro que familiares também busquem esclarecimentos sobre seus próprios sintomas.

Certa vez, enquanto atendia uma senhora de 60 e poucos anos, seu marido compartilhou comigo uma dor persistente que sentia nas costelas. Apesar de inúmeros exames de imagem, que não revelaram alterações estruturais ou viscerais, a dor era constante. Sugerindo a osteopatia, que ele prontamente aceitou, houve uma melhora momentânea, mas a dor logo retornou. Diante da persistência do desconforto, propus a microfisioterapia, que ele concordou em tentar.

Durante a sessão, ao tocar o local da dor e buscar a origem do desconforto em outro órgão, a cinesiologia apontou para um trauma ocorrido aos 12 anos. Surpreso, ele relatou o incidente: "Meu pai era pastor e, a caminho do culto, costumávamos dar carona aos irmãos da igreja. Meu pai, temendo onças, sempre levava uma espingarda. Naquele dia, eu, ainda um garoto de 12 anos, fui encarregado de segurá-la na carroceria. Durante o trajeto, um pneu careca estourou, e o veículo saiu da estrada. No caos que se seguiu, com muitos feridos, meu pai, furioso, me culpou por disparar a espingarda, o que teria causado o acidente".

Engasgando-se com a emoção da lembrança, ele continuou: "Agora me recordo, não fui eu quem disparou a espingarda; foi o pneu que estourou. Quando a caminhonete capotou, a coronha da espingarda bateu contra minha costela e disparou". A revelação de que não fora o culpado pelo acidente e a memória da coronha batendo em sua costela haviam marcado aquele momento. Ao compreender a verdade, as dores que por tanto tempo o afligiram cessaram, e ele nunca mais sentiu incômodo naquele local.

A história nos ensina como uma memória dolorosa pode ser carregada no corpo por anos a fio. Nem sempre somos os culpados, e as palavras de pais e mães devem ser proferidas com sabedoria.

Revivendo o passado

No dia a dia da fisioterapia deparamos com pacientes de diversas idades, geralmente a maioria são idosos, mas neste caso foi um senhor de 98 anos de idade, já havia algum tempo que fazia as sessões de fisioterapia, sempre disposto, e a conversa rolava solta entre nós, assuntos variados. Eu tenho desde novo costume de querer arrumar namorada para meus amigos e parentes, e sempre brincava com esse senhor que teria alguns pacientes que estariam a fim de namorar outras idosas, mas este sempre desconversava, e assim foi passando o tempo. Quando um certo dia a filha relatou que o pai começava a ter sinais de Alzheimer, sua memória não estava boa, sempre esquecendo, já começou a perder a vontade de fazer muitas coisas, inclusive ir à fisioterapia.

Quando foi um dia, a filha relatou que o pai lhe havia contado que tinha pessoas querendo invadir seu sítio. A filha sempre falava ao pai que era imaginação dele, o pai mostrava à filha que havia formigas subindo pela perna dele e que ela deveria jogar veneno para matá-las. Mas a situação piorou, ele não queria mais sair de casa de medo que as pessoas que entraram no sítio tomassem dele as terras, e que já tinha um capanga na sala da casa vigiando-o. Com a situação, a filha o trouxe para a fisioterapia, mas ele, contrariado. Ao chegar, comecei a conversar com ele, e pedi que me contasse o que o estava preocupando, pois dava para ver o semblante de preocupação e desespero sobre a invasão. Já acostumado a atender pessoas com esse tipo de alteração, fui logo entrando na história e mostrando minha indignação com a situação, mais que prontamente fui relando que também era sitiante e que já ocorrera essa situação comigo, e que meu cunhado era um cara bravo e que tinha capangas que expulsou os invasores da minhas terras, e que ligaria para ele e assim o fiz de brincadeira peguei o celular e fiz que estava conversando com meu cunhado e contei todo ocorrido, e perguntei ao senhor qual era o endereço do sítio dele, me passou e falei ao celular, e confirmei ao senhor que quando retornasse ao sítio os bandidos invasores teriam ido embora e que nunca mais voltariam, pois os capangas estariam ali e dessa vez não iam perdoar, atirariam neles. Nisso, o senhor mudou o semblante, mais aliviado com a situação, pois viu minha preocupação. Em outra sessão, ele me contou que não havia mais invasores nas terras e que agradecesse meu cunhado pelo empenho em tirar os invasores. A filha, na saída com ele, já no carro, me contou que aquela situação já havia ocorrido de invasores na fazenda dele quando ainda era jovem, e nada mais era que ele revivendo aquilo que tinha passado.

O peso dos erros

Madrugada chuvosa, estava dormindo quando me veio a lembrança de um atendimento que ocorreu há muito tempo, não consegui voltar a dormir até escrever esta história. Bem, pode ter sido a febre de um resfriado que estava sofrendo naquele dia, mas vamos lá. Um senhor agendou comigo o atendimento da microfisioterapia e TME em seu local de trabalho, até aí tudo bem, atendo em domicílio, e às vezes até se torna um lugar de reflexão ao próprio paciente. Durante a sessão, o senhor descreveu o ocorrido com ele, sendo o motivo do meu atendimento. Ele me contou que na adolescência era muito rebelde, mas sem motivo que lembre. Recorria a drogas, tinha sempre companhia de pessoas de índole duvidosa, enfim uma vida louca, mas ajudava sua família nos serviços da fazenda. Adolescente de classe média, já dirigia carro sem mesmo ter habilitação. Certo fim de semana, estava com suas amizades duvidosas, fazendo uso de drogas e bebidas alcoólicas, para piorar as coisas, tiveram a ideia de pegar a caminhonete e sair para paquerar no centro da cidade. Saíram como loucos pela pista, sem se preocupar com os perigos que os esperavam. Eles fora de si e este senhor, na época adolescente, dirigindo, foi quando perdeu o controle do carro e atropelou várias pessoas, na calçada, que estavam saindo da igreja, ferindo e matando quatro indivíduos. O pouco de consciência que ele tinha registrou a cena na sua memória; como era menor, não houve retaliação. Seu pai fez o possível para amenizar a situação, mas vidas se foram, a consciência pesou daquele rapaz, e dali para frente houve uma mudança. Após o ocorrido, o adolescente se dedicou a estudar, parou de usar drogas, procurou ajuda para seus vícios, se afastou dos maus elementos, enfim conseguiu vencer na vida, somente com um objetivo: ajudar a evitar que o fato ocorresse novamente com outras vidas e que se perdesse por erros de conduta. Ele sabia que as vidas tiradas por ele não eram possíveis de recuperar, mas trabalhava incansavelmente para orientar, ajudar familiares que tiveram seus entes queridos mortos, ajudar entidades ligadas à recuperação de menores, como ele foi um dia. O peso dos erros o persegue. Fiz a terapia manual e, segundo ele, saiu um peso da sua consciência. Disse que daquele dia para frente iria continuar ajudando no que fosse possível para que adolescentes não cometessem os erros dele, e não precisem carregar um fardo tanto tempo de sofrimento para si e familiares. Ficou o aprendizado.

Dez reais

Na profissão de terapeuta, surgem diversas situações constrangedoras ou mesmo inusitadas. Uma delas foi quando atendia uma senhora de meia-idade, paraplégica. Comecei a atendê-la desde a época de estágio, e ela era muito gentil, cortês e estava acostumada a passar pelos estagiários do curso, seja de fisioterapia ou outras áreas da saúde, na faculdade ou nos setores de fisioterapia da prefeitura, onde a faculdade tinha convênio. Terminei o estágio, e ela me chamou para continuar atendendo-a no particular. Talvez tenha gostado do meu jeito de trabalhar com diversas técnicas fora do tradicional, ou seja, técnicas antroposóficas da fisioterapia.

Quando nesses atendimentos domiciliares, às vezes, a sobrinha dela acompanhava a tia. Devia ter uns 9 anos mais ou menos. Nas conversas durante a sessão, sempre saíam histórias de sonhos que tivéramos na noite passada, fosse da paciente ou meu mesmo. A menina adorava interpretar esses sonhos, de uma maneira que nos surpreendia, isso sem ela ter algum estudo na área.

Pois bem, o pai dessa senhora veio a ter problemas de saúde e ficou acamado na casa do irmão dela. Fui chamado para realizar também o atendimento nesse senhor. Um dia, o pai saiu para comprar pão, e fiquei eu, o senhor acamado e a menina. Sem mais nem menos, a menina perguntou a mim: "Tio, posso fazer uma pergunta ao senhor?". Eu disse que sim, mas que custava dez reais. Observação: ela, quando fazia as interpretações dos sonhos, brincava que também era dez reais. Nessa, ela abaixou a cabeça e saiu. Não demorou muito e retornou com os dez reais. Eu, brincando novamente, disse: "Pode perguntar". Ela assim me falou: "Tio, estou gostando de um menino na escola. O que eu faço?". Eu fiquei assustado com a situação e falei: "Olha, pega seus dez reais e confie nos seus pais. Pergunte a eles, com certeza, eles irão explicar melhor esses sentimentos a você". Nessa, o pai chegou. Eu disse ao pai que a filha tinha algo muito importante a falar com ele, e assim conversaram abertamente sobre o assunto. O pai foi muito sábio com a filha, explicando. Eu fiquei feliz de ver a boa relação do pai com a filha. Enquanto isso, o senhor acamado reclamava dos alongamentos e exercícios que fazia. E assim foi mais um dia. Observação: eu não ia pegar o dinheiro. Foi mais para ver o quanto aquela conversa que a menina queria ter era importante.

João Açúcar

Esta história diz respeito a Seu João, como vou chamá-lo. Ele era muito conhecido na região por ter uma Chiboca, um pequeno comércio que todos admiravam por sua alegria e doçura. Seu João era solteiro e sua família era do Nordeste. Ele veio se aventurar e continuar a prática de seus antepassados, que foram comerciantes. Segundo o paciente que me contou sobre o ocorrido, as compras eram feitas nesse comércio, que ficava numa fazenda. Devido às estradas ruins e à falta de transporte na época, as famílias locais costumavam fazer suas compras lá ao longo dos anos.

Um dia, Seu João adoeceu e acabou fechando o comércio. Mas as famílias que sempre faziam as compras em seu estabelecimento, começaram a cuidar de seu estado de saúde, já que ele sofria de diabetes. Houve um revezamento para ajudá-lo, banhá-lo e administrar sua medicação. Entretanto, Seu João tinha o vício do cigarro. Foi então que o paciente que relatou o caso, quando ainda era criança, fazia algo que agora, como adulto, percebeu ser um erro. Seu pai o mandava levar cigarros para o senhor, acendê-los e dar para que ele fumasse. Na época, não havia muita informação sobre os malefícios do cigarro, e havia até mesmo propaganda para aumentar as vendas. Como o pai do paciente fumava e muitas conversas aconteciam na chiboca com Seu João, ele sabia do desejo do senhor e das poucas alegrias que ele tinha já acamado ou em cadeiras de rodas. O tempo foi passando e Seu João veio a falecer, deixando todos tristes. O paciente, agora adulto, percebeu que, na época, sua inocência e disposição em ajudar não o deixavam entender os riscos do vício. Ele apenas seguia as ordens do pai e se alegrava ao fazer visitas e receber os poucos doces que haviam sobrado na venda. Hoje, ele sente saudades daquele senhor bondoso e, quando disse que escreveria um livro com contos de pacientes, ele ficou muito feliz, pois assim poderia imortalizar Seu João, que um dia foi famoso como "João Açúcar".

Aconteceu, mas não posso falar

Estava atendendo uma moça no ambiente de trabalho, usando a técnica da microfisioterapia. Estávamos sozinhos, e, durante a sessão, uma pesquisa em uma das páginas indicou que ela poderia estar sendo influenciada por um acontecimento que envolveu sua mãe quando esta tinha 18 anos.

Por obra do destino, a mãe apareceu no trabalho da filha naquele momento. A filha, curiosa, perguntou sobre o ocorrido que poderia estar afetando sua vida, mas a mãe respondeu prontamente que nada aconteceu. Mesmo assim, a filha insistiu e a mãe acabou confessando que algo ocorreu, mas que não podia falar sobre isso.

Eu tranquilizei a filha dizendo que as correções necessárias seriam feitas, mesmo que ela não soubesse exatamente o que havia acontecido com a mãe. Seu corpo entenderia que aquele evento do passado já não importava mais e seguiria em frente.

Mais tarde, reencontrei a moça e, movido pela curiosidade e pelo impacto do gesto da mãe, perguntei se ela havia descoberto algo sobre o assunto. Ela disse que havia perguntado ao pai, mas que ele também sabia do ocorrido e não podia falar sobre o assunto.

Fica a pergunta: o que poderia ser tão importante a ponto de ser guardado a sete chaves e não ser revelado? Mas, afinal, segredos são segredos!

Cinco quilos

Esta foi uma das minhas primeiras pacientes pós-formado, uma senhora de 90 anos, acamada após uma sequela de acidente vascular cerebral (AVC). Esta senhora sofria de prisão de ventre ou dispepsia para os mais novos, além de dificuldades motoras, pois já era o segundo episódio de AVC. Esta senhora era muito gentil e pedia à filha que, ao final do atendimento, me oferecesse um café. Eu aceitava de bom grado, pois, quando estamos no começo da carreira, tentamos explorar vários tipos de atendimento e este era domiciliar.

A maior queixa dela não era a movimentação, por incrível que pareça, e sim um problema digestivo. Eu já tinha iniciado minha pós--graduação em Osteopatia e tinha um módulo visceral, o qual comecei a praticar com essa senhora. Para ter certeza de que tudo ocorrera bem, pedia à filha se a mãe tinha evacuado após as técnicas que tinha utilizado na sessão anterior, e assim o fazia.

Mas seguiu o tempo e quando chegava na casa dela, era de pronto momento em que ela já anunciava que tinha feito cinco quilos "daquilo", e isso se tornou algo comum nas visitas. A felicidade dessa senhora era nítida por ter evacuado. Eu falava para ela que poderia apenas dizer que sim, mas até seus últimos dias, os quais foram longos, eu ouvia "diga para o fisioterapeuta que fiz cinco quilos" e assim passaram anos, também da morte dela, e nunca me esqueci dos cinco quilos e dizendo: "Maria faz o café para ele". Pacientes idosos são de outro mundo e especiais.

Rádio antigo

Mais um dia de atendimentos. Estava eu com uma senhora quase centenária, de descendência japonesa, o que é muito comum na nossa região. Esta senhora era toda tortinha devido à osteoporose, mas com um vigor que dava gosto de ver. Tinha sua sala de fisioterapia já instalada em sua casa, devido a seu marido ter sofrido um AVC e ter sido tratado por um longo período em sua casa até falecer. Eu utilizava vários equipamentos que ali existiam e trazia de casa aparelhos elétricos tipo TENS para ajudar no alívio das dores no ombro dela. Quando fui utilizar pela primeira vez, coloquei os eletrodos conforme pede e fui instruindo que ela, quando sentisse formigar, avisasse e que não precisava ser muito forte. E assim fui aumentando a potência, mas nada da senhora reclamar ou pedir para aumentar. Quando cheguei no máximo do aparelho, ela, muito tranquila, se queixou de que o aparelho estava queimado, pois não sentia nada. Eu, perplexo com aquilo, coloquei meus dedos no eletrodo e levei um belo choque, mas ela insistia que o aparelho estava queimado. Chamei a empregada que, por ordem dela, ficava observando o que eu fazia com ela. No começo, achei que era por medo ou algo assim que acontecesse algo a ela, mas quando pedi à ajudante que tocasse no eletrodo e levou um choque, a senhora brincou: "Acho que morri e não sei", brincou ela. Foi então que percebi que o limiar de dor era muito alto e que não era perda de sensibilidade, pois o toque ela conseguia identificar. Continuei o atendimento e sempre a senhora falava para a ajudante dela que prestasse atenção, e fui percebendo que era para ela continuar com exercícios quando eu saísse. A velha era forte e aguentava a fisioterapia e mais uma hora de exercícios que a ajudante fazia também. Eu avisava que era perigoso o excesso, mas a teimosia da velhinha era muita, e assim foram se dando os atendimentos até um dia quando cheguei na casa dela e vi um rádio antigo lindo a ser descartado para o lixo. Como adoro coisas antigas, perguntei por que iria jogar fora o rádio. Ela disse que havia queimado e que não prestava mais. Então fiz o atendimento normal e falei à dona se poderia ver o que poderia ter acontecido com o rádio. Mexi nos fusíveis e vi que estava queimado. Pedi à ajudante que arrumasse papel alumínio e enrolei os fusíveis e liguei o rádio. Este funcionou perfeitamente para minha perdição (risos). A dona ficou feliz de ouvir o velho rádio à vida novamente e agradeceu por eu tê-lo arrumado. A partir daí, qualquer coisa que estragava na casa dela, pedia para que eu arrumasse. Eu disse a ela que não era eletricista só curioso, mas sempre insistia para que eu arrumasse algo na casa dela.

Homenagem

Vamos lá para mais um atendimento em que nos surpreendemos dentro da microfisioterapia. O rapaz me chamou para atendê-lo, pois teria passado por uma situação difícil no trânsito. Segundo ele, sempre foi calmo, sereno e respeitoso. No entanto, ocorreu que ele estava com sua esposa e filha no carro e houve uma confusão no trânsito. Um caminhão sem mais nem menos fechou seu carro, colocando em risco a vida de sua família. Após se recuperar do susto, o rapaz foi atrás do condutor do caminhão e o fechou com o carro, fazendo o caminhão parar na rodovia. O rapaz saiu do carro com um extintor em mãos para agredir o motorista do caminhão. No entanto, a esposa tentou impedir, segurando-o pelas mãos. Com a ira que ele estava, nem percebeu que puxou a mão da esposa com tanta força que a fraturou. Mesmo assim, o rapaz jogou o extintor no para-brisa do caminhão e acabou sendo detido pelos transeuntes e acalmado. A esposa foi socorrida. Aquele episódio deixou o rapaz perplexo, pois dificilmente agiria daquele jeito.

Ele soube por amigos da microfisioterapia que poderia ajudá-lo nessa situação, e lá fui eu. Foram surgindo algumas situações de base emocional, entre outras, até a página de pesquisa sobre tatuagem, a qual, quando alterada, pode levar à fúria, ira, raiva, enfim, fazer com que uma pessoa normal vire um ser sem limites. Quero deixar claro que não é a tatuagem que fez mal, mas a simbologia que ela representa. Eu perguntei sobre a história dele ter feito a tatuagem, e ele disse que a fez em homenagem ao tio, o qual adorava e era uma pessoa muito especial para ele. O tio teria sido assassinado na casa dele, e a tatuagem era uma maneira de expressar o carinho eterno pelo tio.

Mas aí veio a surpresa: na pesquisa, o corpo dele acusava que o tio tinha cometido suicídio. O rapaz pestanejou e, com firmeza, disse que não. Disse que o tio teria sido assassinado por bandidos em sua casa. Eu refiz a pesquisa e ela confirmou que foi suicídio. Ele não contente com aquilo, que já haviam passado mais de quinze anos do ocorrido, ligou para o pai no mesmo momento e disse: "Pai, tem um louco aqui que estou fazendo a terapia. Me diz que meu tio cometeu suicídio". O pai, sem pestanejar, confirmou que o tio havia cometido suicídio e que, na época, devido ao seguro e para não abalar a estrutura familiar, foi condicionado a dizer isso. O rapaz ficou atônito, entendeu que o que ele sentia pelo tio nada mudaria com o ocorrido, mas que aquela situação do suicídio não mais interferiria nele, levando a tranquilidade e paz interior.

Suor

Em atendimentos domiciliares, ocorrem muitas situações inusitadas, algumas delas por atender diversos tipos de pessoas, umas calorentas, outras muito friorentas. Acabo passando por dificuldades, pois sou muito calorento e, quando atendo um que não, acontece de eu suar muito, pois o ser não coloca um ventilador ou ar-condicionado ligado por perto. Esta história se passou num desses atendimentos em que estava eu feliz da vida por atender uma pessoa que adorava o clima gelado, e assim ligou o ar-condicionado e segui meu atendimento. Montei a maca no quarto e tudo ia bem até a paciente começar a ficar inquieta, achei estranho, perguntei se havia ocorrido algo, ela, sem jeito, disse: "Você está suando?". Eu com aquele quarto geladinho, adorando o ambiente, disse que não, e que eu estava bem. Ela insistiu na pergunta, fiquei sem jeito, pois não estava a suar por mais que estivesse aplicando a técnica da LAE, nessa passei a mão no local onde ela falou que estava molhado e vi que realmente acontecia algo estranho. O tempo lá fora chovia, mas a casa é de laje, só que havia uma goteira bem em cima das pernas dela, que raramente caía um pingo d'água, que a fez pensar que seria o meu suor. Rimos muito da situação, pois não imaginávamos que poderia ocorrer algo, assim ainda mais a casa de laje e telhado.

Pássaros

Fui chamado para atender uma senhora com diagnóstico de Alzheimer. O casal, já idoso e descendente de japoneses, era muito hospitaleiro. Naquele tempo, eu atendia na própria cama do paciente e me surpreendia ao chegar e encontrar o ferro de passar ligado em cima da cama, esquecido por ela. O marido, com dificuldades de sentir cheiros, nem percebia que algo estava errado. Sempre havia algo acontecendo naquele lar, especialmente quando a filha saía para buscar ou comprar algo na rua.

A senhora era sempre bondosa e tentava me ensinar japonês, repetindo as lições enquanto eu fazia a fisioterapia. Mas um dia, deixei o celular com o som mais alto no WhatsApp, que tinha o som de passarinho cantando quando alguém enviava mensagem. Naquele dia, muitas pessoas enviaram mensagens e, consequentemente, o som era frequente. A senhora ficou inquieta e olhava para todos os lados do quarto. Intrigado, perguntei o que estava acontecendo e ela me disse: "Eu sempre alimento os pássaros na janela, mas hoje parece que eles estão com muita fome". Eu ri muito e expliquei que o som vinha do celular. Porém, ela não entendia que existia o celular, porque vivia no passado. Parece que eu é que estava com dificuldades de aprendizado, mesmo ela repetindo as palavras em japonês, eu não aprendi (risos).

Amoré

Atendendo um pescador, já se esperavam histórias estranhas, mas essa foi bem pra lá da curva, como diziam os antigos. Pois bem, este rapaz caiçara começou contando que seu pai foi pescar e ele o acompanhou na pescaria de barco, era moleque na época. Quando colheu a rede, veio mais de trinta peixes amoré, peixe saboroso segundo ele. Ficaram superanimados com a pesca, retornaram e foram limpar os peixes na beira da praia, em cima de uma mesa improvisada, para lavar e jogar fora as vísceras dos peixes. Já estavam todos limpos quando, ao sair da água, desequilibrou com a bacia na mão, uns 15 amoré na água, as ondas rapidinho levando-os. Ficaram tristes, pois perderam quase a metade dos peixes, mas seguiram para sua casa, a janta estava garantida. Passado algum tempo, lá estavam eles pescando novamente, e imagina o que eles pegaram! Além de vários outros peixes, os 15 amoré já limpos que haviam escapado nas ondas. "O homem de sorte, sô!", brinquei. Não trouxe nenhum para mim, rsrs.

Bolinho de goma

No começo da carreira, nós nos sujeitamos a qualquer serviço em busca de pacientes para aplicar todo o conhecimento adquirido na faculdade e na vida. Assim, uma empresa de fisioterapia de *home care* de fora da cidade prestava serviços para diversas empresas, e como a filha de uma paciente era associada, solicitou os serviços dessa empresa que tinha convênio. A empresa, não sei como, conseguiu meu contato e me ofereceu o serviço para realizar os atendimentos em domicílio. Sedento por atender, fui. Ela morava em um sobrado e o aposento da paciente idosa era próximo à cozinha e ao banheiro. Comecei a atendê-la; era uma paciente idosa com AVC, mas não muito grave. Só que ela relutava em sair da cama. Eu a convencia a fazer os exercícios, falando que, ao final, teríamos um café com bolinhos de goma típicos da região – e a cuidadora dela, por sorte, fazia. Quando terminávamos o atendimento, eu malandramente pedia à cuidadora para colocar a mesa o mais longe possível da cama, ou até na varanda, forçando a paciente a caminhar até a mesa com a ajuda de um andador. Ela conseguia, mas relutava demais. No entanto, a fome pós-exercícios era tanta que ela fazia o que mandávamos. Quando ela percebia que era uma armação, ela arrumava outra desculpa. Mas, com o tempo, a gente vai ganhando habilidade para lidar com os idosos, e eu brincava com ela, dizendo: "Olha, na varanda, sempre passam alguns rapazes bonitos, bora lá". Ela, viúva e danadinha, ia sem pestanejar, além de saborear um belo bolo de goma. Depois de algum tempo, eu saí da empresa e soube que ela havia falecido. Sinto saudades dessa senhora. Que Deus a tenha e que, onde quer que ela esteja, tenha esse bolinho.

Premonição ou coincidência

Com o tempo, criamos vínculos com alguns de nossos pacientes, e isso ocorreu com uma paciente muito querida, já idosa, vindo tratar de dores no calcanhar. Dentro da fisioterapia, temos várias técnicas que podemos utilizar dentro da área de ortopedia, como seria no caso dela. Como estava iniciando os estudos na microfisioterapia, percebi em uma das sessões que deveria realizar a técnica com essa paciente, por ver nos olhos dela um olhar triste e perdido. Após a sessão de fisioterapia convencional, ofereci uma sessão gratuita da microfisioterapia, pois o paciente seguinte havia desmarcado a sessão, a qual ela aceitou de bom grado.

Fiz a sessão e saíram várias situações em que ela sofria emocionalmente, uma delas a falta de contato do filho, que sumiu sem dar notícias por muito tempo, depois de uma desavença. Sei que não é minha função, mas a senhora não tinha conhecimento de mídias sociais, então pedi permissão a ela e fiz a busca pelo nome no Facebook e o encontrei, mandei mensagem ao filho informando que a mãe não estava bem e precisava de sua presença. Ele retornou, confirmando a vinda da capital logo que pudesse.

Terminamos a sessão e todos naquele momento ficaram felizes, ela agradeceu e se foi.

Quando retornou na semana seguinte, já na recepção quando a chamei, ela me olhou firmemente e perguntou: "Como eu estou hoje?". Eu surpreso respondi que não via nada de diferente nela, mas ela insistiu perguntando por que eu tinha feito a microfisioterapia naquele dia nela. Eu respondi que percebi algo estranho no olhar dela e talvez pudesse ajudá-la de algum modo. Quando entramos na sala, ela se sentou e desabou a chorar, peguei um lenço e o ofereci a ela, perguntando o que tinha acontecido. Ela me contou que o marido já idoso foi buscar o neto na escola de bicicleta, caiu e bateu a cabeça na guia, o neto esperto conseguiu chamar um morador que era médico, socorrendo o avô, mas infelizmente veio a óbito. A tristeza era imensa com todo o ocorrido, mas o fato de ela ter feito aquela sessão foi um divisor de águas e lhe deu força para entender tudo que ocorrera. E seu filho estava visitando-os naquele momento doloroso. Confortei-a do melhor modo, e disse que estava triste por sua perda, mas feliz de poder tê-la ajudado, mesmo sem saber, a se preparar antes do fato. Parte superior do formulário.

Capítulo quatro

CONSULTÓRIO

Duas crianças

Este caso aconteceu quando a filha me chamou para cuidar de sua mãe, vítima de AVC. Fui atender com a fisioterapia convencional, reabilitação com alongamentos, fortalecimentos e outros meios, eletroterapia para alívio das dores devido à fraqueza. Enfim, tudo ia bem, até que a filha percebeu que a mãe começou a ter delírios durante o dia e alguns à noite. A mãe dizia que havia duas crianças correndo no jardim ou em volta dela, a filha achou muito estranho, levou-a ao médico, mas, segundo ele, aquilo poderia ser causado pelo AVC. Como a filha me conhecia e sabia que trabalhava com a microfisioterapia, também propôs que eu realizasse a terapia na mãe, e assim o fiz. Várias situações saíram nas palpações e nas páginas de pesquisa de energias negativas. Deu que a mãe tivera dois abortos, isso antes da filha que a acolhia naquele momento complexo. Esta, por vez, comentou que ela seria a primeira filha do casal, e assim terminei de atendê-la. Um outro dia, a filha me disse que havia questionado o pai sobre aquela situação, se fazia sentido, e ele acabou relatando que havia, sim, dois abortos realizados por eles, no caso eram muito novos e ficaram assustados com a gravidez e procuraram ajuda de uma curandeira, que deu um chá abortivo, e que isso ocorreu duas vezes, até eles casarem e terem a filha que cuidava deles agora. A filha ficou assustada com aquilo, nem imaginava que havia tido dois irmãos antes e que possivelmente a mãe estava vendo as crianças ao lado dela. E, como diz no interior, quando isso acontece, logo a pessoa que vê acaba falecendo em seguida, e infelizmente aconteceu da senhora falecer.

O sonho

Sempre acontecem as melhores histórias durante atendimentos domiciliares. Cheguei para atender uma paciente idosa acamada, o que era rotina na minha vida profissional. Entrei e a filha me ofereceu um café, e eu aceitei. Sentei-me à mesa e me veio à lembrança o sonho que tive na noite anterior, que se passava em um fim de semana. Contei para a filha da paciente que, no sonho, a mãe dela tinha me visitado e atravessado o rio de canoa para chegar à minha casa. Ela estava muito alegre e com um sorriso que enchia qualquer um de alegria. Conversei com ela no sonho e disse que estava feliz por ela ter saído da cama e me visitado em casa. Depois disso, fui atendê-la. Entrei com a filha no quarto e brinquei com a paciente: "Poxa, nem fim de semana você me deixa descansar e vem me visitar". Para minha surpresa e da filha, a paciente disse que tinha ido mesmo, e detalhou todo o sonho que eu havia contado à filha antes. Ficamos de boca aberta com aquilo, mas não duvidei, pois ela contou em detalhes e a filha tinha me ouvido contar o sonho anteriormente.

Já tinha acontecido de ir atendê-la e ela dizer que não queria fazer fisioterapia. Brincando, pedia para ela deitar um pouco mais de lado e me deitava com ela. Ela dizia: "Você não tem nojo de mim?" Eu respondia: "Você é limpinha, toma banho, se higieniza e fica cheirosa. Por que eu teria nojo de deitar aqui?" Ela ficava surpresa e dizia que outro fisioterapeuta colocava dois jalecos para atendê-la, o que me dava a sensação de que ela achava que tinha uma doença muito grave ou era muito suja.

A filha chegou, olhou a cena e disse: "Você não vai atendê-la?". Eu comentei que ela estava muito fadigada e que não seria benéfico continuar o atendimento naquele momento. Como meu outro atendimento estava agendado mais tarde, fiquei fazendo companhia à paciente.

A desconfiança e a faca

Bem, tudo começou quando fui atender uma jovem senhora em seu domicílio. Ela sofria de dores no quadril, que posteriormente a levaram a ser operada, colocando uma prótese no quadril, pois seu estado de artrose era bem acentuado, limitando seus movimentos. Mas isso era de menos nessa história, que se desenrolou assim: logo no início do tratamento, como sempre, levei uma maca portátil para atendimentos domiciliares. Nas primeiras vezes que entrava e ia montar a maca, o marido, na minha opinião desconfiado da minha pessoa, ou talvez por não me conhecer ainda, mesmo tendo indicação de amigos sobre mim, sempre observava quando abria e quando fechava a maca, talvez para ver se não estava roubando algo da casa dele. Achei normal agir assim no começo, mas o que me intrigou foi que, quando atendia a esposa dele, ele afiava as facas em alto e bom som na cozinha por quase uma hora. Isso me deixava assustado, pois já me sentia como um bandido com aquela desconfiança. E com o homem afiando a faca, o susto era ainda maior. Um certo dia, tive um curso e perguntei à senhora se podia indicar um colega para me substituir nos dias em que estaria ausente, e ela disse que tudo bem, após informar a qualificação desse amigo. Logo no primeiro atendimento, o colega me ligou assustado, dizendo que não iria mais porque ouviu o marido afiar as facas enquanto estava atendendo a esposa. Eu dei risada e contei que já havia perguntado à esposa sobre isso, e ela disse que era um hábito do marido afiar as facas todas as manhãs. Com o tempo, esse senhor foi ganhando confiança em mim, e quando chegava, logo falava: "pode ficar à vontade", e montava a maca e ele servia um cafezinho, para em seguida eu seguir com o atendimento, coisas do interior.

Desejo

Atendia uma senhora com uma doença muito grave chamada esclerose lateral amiotrófica. Quando comecei meus atendimentos em domicílio, o estado da doença estava bem avançado. A senhora se comunicava através de uma prancheta com números e letras, só movimentava um dos braços e as dificuldades respiratórias eram bem evidentes naquele período. Fiquei chocado com toda a situação dela, mas também foi uma lição.

O ex-marido dela, que voltara do Nordeste para cuidar da senhora quando soube da doença terrível que a abatia, disse que faria o possível para cuidar da ex. E assim o fez. A senhora em questão, sempre que eu chegava para os atendimentos, me mostrava a prancheta e eu ia juntando as letras para compreender o que ela gostaria de dizer. E a primeira coisa que escreveu foi "quanto devo da sessão". Eu, assustado, falava para ela que a atenderia e depois a senhora me pagaria, mas ela insistia em pagar e novamente na prancheta mostrou: "não quero ficar devendo se morrer durante a sessão, pois sei que é algo inevitável algum dia", e avisou que não deixasse nada à vista, pois o filho era usuário e poderia pegar para vender. Tanto que na casa havia poucos móveis ou decoração.

Com o tempo, a saúde dela foi se agravando. Na sexta-feira, fui atendê-la, mas, quando cheguei, a senhora estava com uma moça pintando seus cabelos. Fiquei assustado com a cena, pois havia certamente química forte na tinta de cabelo e poderia afetar a respiração que já era debilitada. Eu disse a esta senhora que não a atenderia por risco de ela já ter se intoxicado e, se acontecesse algo, poderiam me acusar de ser o causador da sua morte. Ela, com semblante muito calmo e sereno, pegou sua prancheta e apontou nas letras: "Quero morrer bonita". Eu entendi seu momento e me despedi sem atendê-la. No sábado, fui a um curso em Curitiba e, quando estava iniciando o mesmo, recebi a ligação do ex-marido da senhora avisando que ela tinha falecido. Pensei eu que pelo menos ela realizou o sonho de, no final da vida, ter ficado do gosto dela e percebi o quanto as pequenas coisas, em certos momentos, são importantes.

Salão das emoções

Fui atender uma moça com hipnose para ajudar com suas queixas, as quais ela não queria me dizer no início. Usei a técnica de levá-la ao "salão das emoções". Em transe, levei-a de limusine até um palácio que possuía esse salão. Chegando lá, pedi que ela abrisse todas as janelas das emoções, como alegria, amor, felicidade, perdão, respeito, amor-próprio, luz, vida e paz. Ela sentiu que o salão estava repleto de coisas boas, e seu corpo vibrava com tudo aquilo, deixando-a plena. Agora, ela poderia abrir as portas para seus amigos vivos, antepassados, familiares e todos que amava ou odiava, para que todos sentissem a energia no ar e tudo o que ela deixou entrar nas janelas.

Então, pedi que formasse duas filas, uma de homens e outra de mulheres. Ela fez isso, e pedi que ela pedisse ajuda a qualquer pessoa que estivesse ali e pudesse ajudá-la. Ela se aproximou da pessoa que se ofereceu e pedi que ficasse de frente para ela e estendesse as mãos. Em seguida, pedi que ela pedisse àquela pessoa que passasse essa cura ou energia para todos que estavam ali presentes. Mas antes perguntei a ela o que ela gostaria de fazer, e ela a abraçou forte. Realizei a sinestesia e ela chorou muito.

Depois disso, a pessoa passou a cura adiante. Pedi que ela se colocasse à frente de todos e deixasse a onda de cura vir de uma forma muito forte, fazendo-a se sentir mais feliz e encontrar o que buscava. Ela ofereceu a todos ali para que pudessem ficar o tempo que quisessem no salão.

No fim do processo, o pai dela, que sofria de Alzheimer, entrou na sala onde estávamos realizando a hipnose. Ele ficou assustado ao ver a filha ainda se recompondo do choro. Ela correu para os braços do pai e disse: "Pai, vi o vovô". O pai, sem entender nada, sentou-se. Eu fiquei curioso e perguntei quem era a pessoa que ofereceu ajuda. Ela disse que foi seu avô e completou dizendo que o pai não dava muito carinho, apenas educação. E que quem dava carinho eram os avós. Quando criança, ela mostrava seus desenhos ao avô, que sempre dizia: "Bonito, muito bonito". A busca dela sempre foi pelo colo do avô e aquelas palavras, que, mais do que um carinho, eram um aconchego no coração de quem ama.

Espíritos

"Bem, no início da minha carreira como fisioterapeuta, realizava Quick massagem em empresas como uma forma de fazer meu marketing pessoal. Eu adorava conversar, ouvir e falar, enfim, trocar ideias com meus pacientes". Em um desses atendimentos, fui indicado para tratar de um rapaz, parente de uma pessoa da empresa onde eu atendia. O rapaz havia sido operado de um tumor no cérebro e estava sofrendo de muitas dores. Eu realizava fisioterapia motora, entre outras terapias, para reabilitá-lo e dar conforto a ele. No entanto, eu tinha suspeitas de que ele poderia estar com metástase e pedi à família que conversasse com o médico para autorizar a fisioterapia. O pedido já havia sido feito, mas eu alertei a família sobre a situação.

O rapaz foi muito gentil e ofereceu seu carro para mim algumas vezes, devido a eu ter somente moto e o tempo estar muito chuvoso. No entanto, eu sempre recusei, pois já estava acostumado a usar capas de chuva e seguir nos atendimentos domiciliares. Depois de um tempo, tive um pressentimento e acabei passando o atendimento desse rapaz para um colega. Eu continuei atendendo na empresa.

Passado algum tempo, esse rapaz veio a óbito, e a irmã dele me contou que realmente ele havia tido metástase e que estava certo. A irmã dele, que trabalhava no local, andava muito triste e parecia que carregava correntes por dia. Atendendo uma colega dela, ela me disse: "Olha, você é meio místico mesmo. Vou dizer algo, talvez você não acredite!" E ela me contou que o irmão dela estava acompanhando-a, por isso a tristeza enorme, e que ela precisava deixá-lo ir. No entanto, ela não poderia dizer isso como colega, pois não cairia bem.

Então, eu fui ao atendimento de massagem dela e contei que alguém havia visto que o espírito do irmão a acompanhava. Ela acreditou e me falou que estava com dificuldade em aceitar a partida do irmão. Eu aconselhei que ela, com a religião que ela seguia, fizesse uma oração ou visse um modo de deixá-lo seguir seu caminho. Depois de alguns dias, vi a moça sorridente e feliz. Mas, em outros dias, ela parecia triste novamente.

Fiquei apreensivo novamente e, quando fui atender a colega dela, ela me contou que tinha uma senhora a acompanhando, descrevendo detalhes da senhora. Então, fui passar por doido novamente e, quando a moça veio ser atendida, comentei sobre o fato da senhora que a acompanhava. Ela me confirmou que, pela descrição que havia passado, era a avó que também tinha morrido do mesmo problema que o irmão e que sentia muito a falta dela. Novamente, ela fez orações, e a partir disso, essa moça era outra pessoa, só a via sorrindo e feliz.

Por outro lado, fiquei com a fama de que era médium. Eu refutei a ideia, mas as pessoas não acreditaram que era outra pessoa que me falava dos espíritos. A moral da história é: viva e deixe quem já partiu encontrar a paz e seguir seu destino.

Sucuri

A filha de uma paciente com descendência japonesa contou-me uma história engraçada enquanto eu atendia sua mãe, já bem idosa e uma pessoa muito doce. Tudo aconteceu quando ela era pequena e estava em uma festa com as amigas de sua mãe. Conversa vai, conversa vem, uma delas disse para a menina: "Você é uma sucuri da sua mãe". A menina saiu correndo e passou o resto da festa chorando e triste. Ninguém entendeu o motivo de ela ter ficado assim e a levaram para casa. Quando chegaram, a menina correu para os braços da mãe e contou que as amigas haviam dito que ela era igual a sua mãe e que seriam cobras. A mãe ficou triste e, sorrindo, disse à filha: "Suas amigas estão te elogiando, você não entendeu que em japonês sucuri não é cobra, mas sim parecida, bonita, linda e amável como eu?" A partir desse momento, só houve risos e alegria. É importante respeitar e entender a cultura e a língua de outras pessoas para evitar mal-entendidos. "Sukkuri. Agora está explicada a questão da 'Sucuri'. Eu devia ter uns 9, 10 anos e, embora a pronúncia de *sukkuri* seja BEM diferente de sucuri, para o ouvidinho de uma criança que não entendia nada de japonês *sukkuri* e sucuri eram a mesma coisa. Minha mãe era uma cobra!"

Dedão do pé

Quando eu era criança, tive uma "babá" que cuidava de mim enquanto minha mãe trabalhava. Por obra do destino, o tempo passou e fui chamado para realizar a reabilitação do pai dela, que havia sofrido um AVC severo e estava acamado. Eu ia até a casa dele para realizar os atendimentos e, com ele deitado na cama, fazia exercícios de mobilização. Quando o coloquei sentado na beira da cama, com a cadeira posicionada para ajudá-lo a ficar em pé, ocorreu um incidente: coloquei o pé da cadeira bem em cima do dedão do pé bom, já que ele não sentia o outro mesmo. Ele sentiu muita dor e, como era uma pessoa sistemática, não queria continuar com a fisioterapia. Ele disse que nós queríamos matá-lo. Eu não sabia se pedia desculpas ou se ria junto com as filhas dele. Sei que foi um erro meu, mas ele conseguiu levantar até o braço que estava paralisado e eu continuei com o atendimento, mesmo com ele muito bravo.

Os dias se passaram e ele acabou tendo outro AVC, vindo a falecer. As filhas me ligaram pedindo que eu convencesse uma delas a ver o pai, já que ela não queria se despedir dele no caixão. Em respeito à família, fui e, mesmo brincando que não gosto de velórios e que não quero ir nem no meu, estava lá. Com muito tato, consegui convencer a filha a se despedir do pai. Até mesmo pedi perdão por ter machucado o dedão do pé dele.

Três é demais

Chegou a bebê de um mês de vida, para ser atendida com a microfisioterapia, a mãe reclamava que ela chorava demais e não conseguia dormir por um período longo, deixando os pais num estado de cansaço físico e mental abalados. Fiz a sessão normalmente e tudo correu bem, passei meu contato para mãe e ela me retornou no dia seguinte, informando que a bebê ficou bem e que tudo voltou ao normal em relação ao sono e aos choros excessivos a todo momento. E assim passou-se um mês e pouco. Quando peguei a ficha para chamar a paciente, vi que novamente era a bebê que estava para ser atendida. Dessa vez, veio o casal na consulta trazendo a bebê. A mãe relatou que ela tinha ficado muito bem até três dias atrás, quando retornou a ter novamente os mesmos sintomas. Fiz novamente a microfisioterapia e somente saiu a página em que se encontram alterações do ambiente psíquico, ou seja, energias de entidades negativas, nada a ver com espiritualidade, e sim ciência, "energia não se destrói ela se transforma". Enfim, quando fiz a busca, saiu que a bebê estava com três energias negativas no seu corpo, fazendo com que ela tivesse esses sintomas nas vias correspondentes da microfisioterapia, e que com essas energias havia a bebê entrado em contato três dias atrás, quando se iniciaram os sintomas. O pai, perplexo, me relatou que teria voltado de outra cidade, onde trabalhava como policial, há três dias, e que na véspera da vinda dele para casa teria enfrentado três bandidos num tiroteio e os três foram mortos por ele. Com o ocorrido, ganhou alguns dias de folga e retornou para casa, sem querer trazendo a energia dos finados com ele, e a filha indefesa acabou sofrendo, mas tudo ficou bem novamente, pois no dia seguinte a mãe retornou em mensagem que tudo voltara ao normal, graças a Deus.

Exaustão

Como sempre, na nossa profissão, a propaganda é mais de boca em boca, chegou aos ouvidos de uma mãe aflita, sua filha de um ano e cinco meses teria dificuldades na fala, no andar e muito choro em todos os momentos. Soube que trabalhava com técnicas antroposóficas que poderiam ajudar a melhorar o estado da criança. E realizando o atendimento saiu a página de exaustão, fiz a pesquisa e saiu que a menina sofreu um trauma com dois meses de vida e que trazia para ela as difusões. A mãe, assustada, relatou que nesse período sofrera de depressão e que jogou a filha para a avó e disse "pegue esta"... convém não falar.

Após algumas sessões, começaram a vir vários parentes dessa menina, e um deles, o avô, que relatou que iria trazer a neta para fazer a TME – TERAPIA MANUAL EVOLUTIVA – de novo, pois ela estava falando correndo demais, brincou ele. Estava feliz por ver a evolução da neta e tinha vindo conhecer a técnica que fez tão bem a neta. E assim vieram várias pessoas da família, sempre relatando mudanças no clã familiar. Coincidência ou não, a técnica fez bem a todos.

O Pai do além

No consultório, chegou um senhor com a cara amarrada, com seus 70 e poucos anos. Sem querer conversar, ele disse apenas que alguém havia feito e ficado bem com a microfisioterapia, é o recomendou para que fizesse. Muito desconfiado, pediu que descobrisse o motivo pelo qual estava ali. Então, comecei a realizar o procedimento de pesquisa em seu corpo, mas nada saía e fui ficando preocupado. Quase no fim das páginas, descobri algo em relação às energias de pessoas que se foram, as quais poderiam estar atrapalhando a vida dele, tornando-se negativas com o tempo. Caso fosse entendido ou pudesse ajudar, sairia algo a respeito. No entanto, este senhor desconfiado me perguntou quem era. Eu, com a cinesioterapia, fui questionando seu corpo e perguntava mentalmente se era amigo, parente, conhecido ou alma vagante. Então, descobri que era parente e questionei de novo... irmão, primo, tio? Apareceu que era o pai dele. Nisso, perguntei quando o pai havia morrido e o corpo me disse a idade, mas não me lembro agora. Quando eu disse ao senhor, ele ficou assustado e me disse: "Agora, sim, acredito em você". Ele completou dizendo que era espírita e presidente de um centro e que via seu pai ali do lado. Eu coloquei a mão no local do corpo onde a energia estava e brinquei com ele que tinha vindo desacreditado e havia dito que poderia vê-lo no lado, mas a energia estava ali no corpo dele, atrapalhando-o. Então, pedi para que aquela energia do pai fluísse e fosse embora, encontrasse a paz e nada fosse sentido indo embora. Eu questionei o senhor sobre o que ele buscava na terapia, e ele me disse: "Quero paz em casa e menos brigas com minhas filhas e família". Me veio à mente como havia sido a vida com seu pai, e o senhor disse: "Era muita briga também". A dificuldade em liberar aquela energia era porque o senhor falava: "Não quero que meu pai se vá". Eu insisti, dizendo que quando ele se fosse, faria o mesmo com as filhas. Quase chorando, ele disse que não queria isso para elas e, assim, deixou seu pai seguir o caminho dele. Passada uma semana, o senhor trouxe sua filha e ela disse, antes mesmo de entrar na sala: "O que o senhor fez com papai? Ele não briga mais, está um amor". Eu disse a eles que o que havia acontecido era que seu próprio pai havia se curado e deixado seguir a vida. O estranho foi ele me perguntar se seu pai ainda estava com ele. Eu disse a ele que quem vê é ele e que eu apenas sinto usando a técnica, e assim fiz os testes nele. Ele já não estava mais presente, e eu segui atendendo a filha.

Suicídio

A paciente chegou com queixa de insônia. A dificuldade para dormir começou a acontecer quando ela retornou ao Brasil vindo do Japão. Ela trabalhara por muito tempo fora do país, adquirindo posses e enviando-as a sua mãe, para a construção da sua casa aqui no Brasil. E assim a mãe o fez. Quando ela retornou, a sua casa já pronta, ficou muito feliz pela conquista. Ela me disse que poderia ser a causa da insônia o *jet lag*, só que com o tempo nada mudou e acabou vindo ao meu consultório. Saíram várias situações que poderiam levar ao problema, mas o que assustou foi, como sempre, a parte em que pesquisamos se há algo com a pessoa, e, sim, tinha a energia do tio-avô, que poderia levá-la ao suicídio sem motivo aparente. Ela, surpresa, me disse que nunca jamais pensaria em algo tão cruel, ainda mais tendo duas filhas e duvidou. Eu completei dizendo que essa energia veio da sua casa. Ela, mais atônita, ainda me disse que a casa era nova e a mãe teria coordenado a obra com o pai. Eu terminei a sessão orientando-a a tomar água de maneira que esperasse uns 5 segundos com a água na boca para tomar, isso ajudaria a parte pulmonar, pois as frações que evaporasse com o calor da boca ajudariam a respiração, e a outra parte o corpo entenderia que é bom para o organismo tanto como hidratação como para diluir aquelas memórias que o corpo dela havia descoberto. E assim terminei a sessão, ela saiu incrédula. Dias depois recebi via WhatsApp mensagem de áudio em que relatou: "conversei com minha mãe e perguntei se alguém tinha cometido suicídio na família, assim me disse que o avô teria cometido, mas como ela estava longe foi anunciado para ela que seria morte natural, e o tio-avô dela também cometera suicídio e foi velado na casa nova dela, pois não tinham plano funerário, e a casa estava sem moveis ainda". A moça assustada ainda mais, pois a mãe dissera que eles cometeram aquilo sem motivo aparente, do nada. Com isso, a paciente me relatou que queria vender a casa e se mudar, mas eu a tranquilizei. A fragilidade que poderia levá-la a cometer esse ato, o corpo dela com a técnica já teria eliminado, poderia ficar tranquila e seguir a vida com alegria.

Menino ou menina

Época de pandemia, tudo é mais tenso, mais com a profissão de fisioterapeuta temos a obrigação de continuar os atendimentos, muitos casos de Covid-19, problemas respiratórios e perda de força muscular. Trabalhando com esses pacientes e no meio de tudo isso, também ocorreu de uma mãe agendar para seu filho a microfisioterapia, não disse o motivo, achava que seria um pré-adolescente com problemas escolares, devido às aulas online. A mãe relatou que era da capital, eu para facilitar a vida dela indiquei alguns colegas de capital, mas insistiu em fazer comigo e acabou vindo. No atendimento, logo de início, saiu que naquela região poderia ser testículos ou ovários, e saiu ovário para o menino de seus 11 anos. Pesquisei se era isso mesmo, confirmei e falei a mãe. Ela, sem surpresa e ao mesmo tempo de boca aberta, me disse que sim, o filho teria alguns órgãos internos femininos e o externo masculino, e que estava tomando a decisão de que lado ser, mesmo que o documento fosse de menino. A mãe relatou que os médicos optaram por mais tarde fazer a cirurgia para ele ser ela, seria mais fácil e que talvez tivesse uma vida menos conturbada. No final de sessão, a mãe me deu um abraço por ajudar o filho a ter dias melhores e entender toda aquela situação, pois os pais tinham se separado devido a não saberem lidar com tudo aquilo. Eles retornaram à capital e não soube como tudo transcorreu, apenas o relato de uma amiga dela que comentou que achou muito valiosa a terapia.

A raposa

História de uma paciente que teve vários filhos. Uma senhora de seus 80 e poucos anos me contou que sempre que estava perto de ter seus filhos ela comia carne de raposa, o gambá conhecido e muito comum na região, e foi assim até esquecer que sua gravidez estava com seis meses. E o pai dela, mateiro, lhe deu de presente uma caça, e ela adorava, acabou comendo e, por coincidência ou por destino, antecipando o parto da criança no sexto mês de gravidez. Ela disse que quando comia essa caça antes, o parto normal era supertranquilo, mas dessa vez foi algo que ela ficou com medo, pois o bebê quase caiu no chão quando estava para se deitar na maca, devido a sentir a bolsa (placenta) romper.

Agora, a filha odeia carne de raposa. Será que ficou o trauma de ter saído antes do tempo? Outra, é proibido carne de caça, mas na época de roceiros era o que tinha para completar a alimentação deles.

Não seja um Renê

Bem, como sempre, entre uma conversa e outra saem umas pérolas, e uma dessas foi um baiano que atendi, contando o caso que aconteceu com ele. E foi assim: "Sempre os colegas e eu se reunimos para dar um rolé, ou seja, ir atrás de paqueras, e toda vez que íamos acontecia do nosso amigo vulgo Renê ficar segurando vela, isso acontecia direto, até um dos amigos começar a zoar, 'olha, não quero ser o Renê dessa vez'. Mas o sujeito não se importava com aquela brincadeira, e assim foram os amigos casando e poucos ficaram e, por coincidência, o Renê também. Certo final de semana, os poucos colegas solteiros que restavam saíram e chamaram o Renê, só que dessa vez o próprio caiu na brincadeira dizendo: 'dessa vez não serei o Renê que vai ficar sem uma paquera'. E, por sorte ou destino, não é que ele arrumou uma parceira?".

A transa será?

Meus pacientes são sempre queridos, parece que a vida nós traz pessoas inesquecíveis, e uma delas é uma senhora com seus 70 e poucos anos, viúva. Abrindo sua vida, contou de seu relacionamento com um senhor que um dia já fora namorado, se reencontraram em um dos encontros da turma de formandos que fazem a cada certo período de tempo, não lembro quanto. Com idade, o reencontro foi muito especial, só que moravam muito distantes um do outro, e o namoro acontecia a cada três meses mais ou menos. Os anos foram se passando, ela apresentou o filho ao namorado, que o recebeu muito bem, só que, devido aos filhos, se mantiveram à distância, se encontrando, e numa dessas ocorreu o inesperado, marcaram o encontro romântico em um motel. A senhora viajou quilômetros de carro até ele, e quando estavam no momento de lazer, aconteceu de a senhora ter uma amnésia e não reconhecia ninguém por um tempo. O namorado a levou ao hospital, onde passou a noite. Ele ligou para o filho da namorada e avisou do ocorrido, ele veio de avião em busca da mãe. Após retornar, a senhora me contou que o pior de ter amnésia é ter viajado longe para aquilo e esquecer se fez ou não aquilo. O amor não tem idade ou distância.

Capítulo cinco

SOMOS SERES HUMANOS

Cama balançando

Bom, na microfisioterapia, mesmo sendo uma técnica científica com fundamentos na embriologia, kinesiologia, entre outras áreas, sempre há algo que nos impressiona, mesmo depois de trabalharmos com ela por um tempo. Em um desses atendimentos, uma moça veio com várias queixas, sendo uma delas a percepção de que sua cama se mexia quando ela estava deitada nela. No começo, ela achou que era coisa da sua cabeça e se acalmou com isso, mas, com o tempo, a sensação continuou. Um certo dia, ela chamou suas filhas para dormir com ela, porque quando ela relatou o ocorrido para o marido, ele riu dela e disse: "Você está enlouquecendo". Quando as filhas também perceberam que a cama se movia quando deitadas nela, ela ficou assustada e procurou o consultório de fisioterapia para buscar ajuda.

Ela relatou o que estava acontecendo e perguntou se eu poderia ajudá-la. Dentro das minhas limitações, falei que a microfisioterapia poderia ajudar se houvesse algum trauma ou se a pesquisa de energias negativas revelasse algo, e assim fizemos. Realmente havia algo com ela e, dentro da técnica, quando você busca os pontos no corpo, a energia se dissipa ou vai para algum lugar, e não mais prejudica o paciente. E assim foi.

Quando cheguei em casa, tomei meu banho, jantei e fui dormir. Em um certo momento, minha esposa me chamou e disse para eu parar de mexer a cama. Quando ouvi isso, pensei se aquela energia teria me acompanhado e ido para minha esposa, mas rapidamente fiz a liberação nela e pudemos dormir tranquilos, sem a cama se mexer. Pode parecer sinistro, mas, coincidência ou não, são fatos que marcam, já que minha esposa não tinha conhecimento do meu atendimento.

Ajuda, mamãe

Atendia uma garotinha mais do que especial, que tinha suas limitações e destrezas em muitas outras coisas. Durante os atendimentos, era necessário realizar alongamentos e posicionamentos para o desenrolar da sessão, e assim eu fazia. No entanto, ela tinha uma esperteza impressionante e, quando se sentia em apuros, gritava em alto e bom som: "Mamãe, ajuda!" A mãe, conhecendo bem a expertise da filha, vinha correndo abraçá-la e, aos beijos, perguntava o que estava acontecendo. A garotinha, muito danadinha, falava com a mãe através de gestos e mímicas que eu, fisio, havia machucado ela e que, para parar de doer, a mãe deveria bater em mim. A mãe, sabendo brincar com a situação, dizia que me daria um empurrão, eu fingia que chorava e a garotinha morria de rir.

A mãe relatava que, quando perguntava para a filha quem ela amava, ela dizia que era o pai, o tio e o fisioterapeuta – que seria eu, mas quando eu realizava os alongamentos e outras técnicas de fisioterapia, e a mãe perguntava se a garotinha me amava, ela dizia que não. Meu ego se sentia muito bem quando, no início da sessão, ela dizia três vezes por semana que me amava, mas no final da mesma não o dizia mais. Até os dias de hoje, atendo aquela menina, que já é uma mocinha e que me faz rir nas sessões de fisioterapia.

Influência

Uma mãe aflita com sua filha de 14 anos, não por ela ter opção de explorar sua sexualidade ou suas preferenciais de se vestir, e sim pela sociedade que ela poderia vir a enfrentar dependendo da sua opção, lá vou eu com atendimento da microfisioterapia. Até parecem histórias de centro espírita ou algo assim, mas, como eu disse, é baseado em ciência, e em uma das folhas de pesquisa sai que ela poderia ser influenciada por energias negativas na região genital, que fariam ela se comportar ou ter dupla personalidade de querer ser chamada de menino e tratada como tal. Passados alguns dias, a mãe da menina que queria ser chamada de menino, veio também para realizar a microfisioterapia e com ela uma mocinha toda feminina com namoradinho. Perguntei se seria irmã da que tinha atendido, a mãe feliz disse não, que seria a que tinha atendida anteriormente, nisso a menina disse: "Tio, percebi após a sessão que aquilo que fazia não era eu e acabei abandonando aquele comportamento". Fiquei feliz por ajudá-la a encontrar seu eu, sua identidade e seguir em frente, não que se ela optasse por ser menino seria errado, mas ajudar a pessoa a se achar e ser feliz da maneira que ela se sinta bem, e não ter influência externas.

Grandeza não é documento

Sempre há uma estrada velha sem asfalto, conhecida como atalho. Foi quando a paciente contou sobre o ocorrido com o pai dela, que havia cortado caminho para chegar a um armazém onde faria suas compras. Caminhando por esse atalho, de longe viu um homem enorme, de pernas abertas, fechando a estrada, estranhou, mas seguiu firme ao encontro, olhou bem e pensou: "Vou passar onde?". Aquele homem enorme parecia um prédio na sua frente, com a cara amarrada de bravo, foi que ele se jogou por entre as pernas desse homem e, quando estava passando, viu de longe o rosto dele, aquilo parecia ainda maior. E saiu correndo em direção ao armazém, quando chegou foi contar o fato que ocorrerá aos transeuntes. Nessa, os cachorros começaram a latir sem parar, foi quando o dono do armazém disse que havia sombração naquele lugar, e que, muito tempo atrás, houve uma morte muito trágica de um senhor enorme, que na época se valia do seu tamanho e valentia, até que encontrou um senhor valente que o enfrentou com uma peixeira, matando-o devido a uma briga no armazém por ter tentado mexer com sua filha. Depois disso, aquele lugar nunca foi o mesmo.

Hospital

Como todo ser humano, nós, fisioterapeutas, também passamos por tensões no dia a dia, e chegou a minha vez. Cuidamos de todos e esquecemos que não somos super-heróis, descuidando da alimentação, das atividades e exercícios. Enfim, "Faça o que mando, não faça o que eu faço", como dizia meu finado pai. Em um certo dia, durante um exame de rotina no cardiologista, ele detectou que meu eletrocardiograma estava alterado e que eu poderia estar infartando. Eu me sentia bem naquele momento, mas às vezes sentia uma dor de cabeça por abusar do sal na comida e por estar acima do peso. O médico pediu que eu fosse diretamente para o hospital e me deu a guia de encaminhamento para internação. Fui dirigindo tranquilamente, mas achei estranho e segui as recomendações. Chegando no hospital, fiz a papelada de entrada, mas a atendente disse que eu teria que passar com o plantonista antes de ser encaminhado para a internação. Havia alguns pacientes na minha frente e estava aguardando no banco, quando um rapaz reclamando de dor no peito do lado direito chamou minha atenção. Eu não me contive e mencionei que era fisioterapeuta e osteopata e que talvez pudesse ajudá-lo com a situação enquanto aguardávamos para ser chamados. Ele aceitou e fiz alguns testes kinesiológicos e percebi que era uma dor muscular causada por um mal jeito que ele havia sofrido. No banco mesmo, perguntei se poderia manipular a vértebra que estava causando a dor e assim o fiz. Passando pelo corredor, a enfermeira ficou assustada, pois me viu deitando o paciente no banco. Ela correu para buscar a cadeira de rodas para socorrê-lo, mas quando chegou, o rapaz já tinha se levantado e relatado que não sentia mais dores e que iria embora. Ele agradeceu e se foi. A enfermeira me reconheceu, pois já havia me atendido há algum tempo e disse: "Você nem doente deixa de ajudar o próximo". Eu sorri e fui o próximo a ser atendido. Observação: o rapaz era atendido antes de mim, mas foi embora. Eu fiquei internado por cinco dias, mas foi como umas férias! Fiz várias manobras da osteopatia nas pessoas da ala em que fiquei internado. Feliz é aquele que trabalha com o que gosta, pois nunca é trabalho.

Pedófilo

Uma história triste, mas aconteceu. Atendi um rapaz cuja procura era pela microfisioterapia para ajudá-lo a entender por que ele fazia mal às crianças. Eu já atendi muitos casos de abusos e a cada caso fico horrorizado, mas me centrei e tranquilizei-o de que não o entregaria à polícia. E comecei a realizar a técnica quando saiu a página que sempre me surpreende, uma que revela se a pessoa passou por abuso, só que quando saiu, eu questionei o tempo, isso na cinesiologia, e deu que não era ele que sofrera abuso, e sim seu pai, com seus 6 anos de idade. Relatei a ele, nisso ele falou que tinha sido abusado, mas não lembrava de como e quando foi, e que fazia aquilo de abusar também das crianças por ter sofrido e compartilhar a dor que o mesmo sofria. Mas quando informei que não era ele que sofreu o abuso, ficou assustado e questionou-me, eu disse "você tem seu pai", ele disse que sim, e acabou ligando para ele. Para surpresa dele, o pai confirmou o acontecido, nisso ele ficou muito abalado e me disse: "E agora, o mal que fiz as crianças, o que eu faço?". Eu disse: "Olha o que fez não tem retorno, mas agora pare e seja um bom rapaz e siga a vida, e não faça mais mal, pois nem tinha sido você a sofrer e nem que tivesse sido não deveria prejudicar o próximo. E dê uma força a seu pai, dando muito amor a ele, pois você sabe, sem ter passado por isso, como é difícil viver com esse trauma. Mas tudo na vida, mesmo que sejam coisas ruins, devemos levar o pensamento ou ações para o bem de todos".

Escolhas

Como sempre os atendimentos transcorrem sempre com boas conversas, mas o foco e sempre buscar situações em que o paciente se sinta confortável em falar de suas dores, preocupações e relatar a origem dos problemas, sejam eles físicos ou emocionais, que possam estar interferindo no que veio buscar de solução das dores. Às vezes, a conversa foge do nosso controle, como aconteceu com uma paciente que me perguntou sobre a minha religião. Para descontrair, eu disse que sou católico apostólico preguiçoso, pois dificilmente vou à igreja, mas faço minhas orações e creio em Deus.

Ela me relatou que só tinha um filho e que este era de uma relação somente ao acaso. Desde então, nenhum homem a havia tocado, e eu seria o segundo que ela permitiria tocar para ajudar a tratar de dores no ombro. A mulher em questão disse-me que era evangélica, já idosa, lutou na vida e conquistou posses, formou o filho, que naquelas alturas já estava aposentado, e era feliz por ter seguido esse caminho.

A cada sessão de fisioterapia, essa paciente me passava uma "lição de casa" sobre alguns temas da Bíblia, como Nabucodonosor, Vasti e outros. Eu também atendia outro senhor, cuja esposa era estudiosa da Bíblia. Aproveitava para perguntar sobre o tema e ela, muito carinhosa e cortês, me orientava sobre os temas a cada lição que a outra paciente me colocava. No entanto, quando eu falava sobre o tema que ela me passara, a paciente evangélica me interrompia e questionava se eu havia lido o livro. Pelo que ela ouvia, percebeu que eu havia buscado informações em outra fonte, então me repreendia, dizendo que eu deveria ler e ter o meu entendimento, e não buscar em outra pessoa. Eu argumentava que era alguém com conhecimento de causa, mesmo assim ela enfatizava a importância de ler a Bíblia. No final da recuperação dela, ela me deu de presente uma Bíblia e, num sermão, disse: "Filho, se um dia a gente estiver no julgamento final e eu estiver na fila que vai para o céu e você estiver na fila que irá para o inferno, eu irei falar para você que fiz de tudo para te ajudar e você não quis!".

Eu gosto de brincar e sempre digo que posso perder o paciente, mas não a piada. Então, brinquei com a paciente evangélica que, se ela estivesse na fila do inferno e eu na do céu, iria tirar um sarro dela. Ela me respondeu: "Menino, você não tem jeito!" e sorriu. Agradeceu o tratamento e foi embora. Quem sabe um dia nos encontraremos novamente e, sem brincadeiras, os dois estaremos na fila do céu, se Deus quiser.

Jesus

O fato ocorreu depois de atender um rapaz casado. Realizei a microfisioterapia e, alguns dias depois, sua esposa também veio fazer uma sessão. Foi então que ela me relatou que seu marido ficou muito admirado com o que havia saído, em relação aos seus traumas passados, pois fez muito sentido para ele. Isso ajudou a resolver seus conflitos internos e melhorou significativamente sua saúde. Mas como eu disse a ele, a pessoa passa a vida tendo vários traumas e absorvendo-os no corpo e na mente, e não há mágica que resolva tudo. O que podemos fazer é ajudar o organismo a entrar em harmonia interna e externa, para que a recuperação seja mais efetiva, ou para que a reabilitação convencional seja mais proveitosa.

Voltando à esposa, ela contou que seu marido havia sido sarcástico, dizendo que eu estava me achando "Jesus" por ter falado sobre seu passado e ter ajudado em sua recuperação. Eu sorri ao ouvir isso e brinquei com ela: "Se você não contar para ninguém, eu conto um segredo: eu sou irmão dele!". Ela entendeu a brincadeira e eu completei dizendo que, independentemente da religião, algumas pessoas consideram Jesus como filho de Deus e, como somos semelhantes e filhos de Deus, podemos ser considerados irmãos de Jesus.

Jesus 2

Fui realizar um atendimento meio que em cima da hora, pois um paciente havia viajado, e o horário vagou, quando olhei o celular estava a mensagem de um senhor, o qual havia marcado para um outro dia sua consulta comigo de microfisioterapia, mas que, como estava finalizando seu dia de trabalho na minha cidade, ele morava em uma cidade distante da nossa, resolveu perguntar se poderia adiantar sua consulta para aquele momento. E, por sorte do destino, deu tudo certo, acabei indo a domicílio, ao seu trabalho após o expediente. Quando cheguei, logo questionei quem tinha indicado minha pessoa a ele, e o mesmo disse que teria sido muito bem indicado por algumas pessoas e uma em especial, que seria Jesus. Eu fiquei todo cheio, grato, me senti orgulhoso, pois a pessoa que atendera era bem-conceituada, e brinquei levantando as mãos para cima e agradecendo, foi quando ele também brincou: "O Jesus é a pessoa que trabalha conosco". Rimos da situação, foi descontraída a sessão, o que vale é o bom humor. A parte da cura do ser humano consiste em buscar essa alegria interna e externa sempre, por isso sejamos felizes sempre.

Peneira da salvação

Mais um conto daqueles pacientes que moram nas fazendas e sítios distantes da cidade, coisas que as crianças e jovens da cidade jamais passaram nem têm lembranças de que um dia tenham ocorrido com eles. E é *bora* para o ocorrido! O pai disse a Crispin: "Vá no paiol e traga peneira para mim". Não era perto, e sim bem longe esse paiol. Chegando lá, adentrou e logo sentiu a lambada lascada, foi ver o que era e o trem lascou outra lambada. O medo corria nas suas veias e perambulava de um lado para outro correndo, mas era só surra que levava. Saiu correndo sem a peneira e sem olhar para trás. Voltando para casa o seu pai perguntou: "Cadê a peneira?". Ele contou que não deu para pegar, pois um negócio lhe dera uma surra. O pai disse para não falar mentira e quis ver de perto: "Então vamos lá, seu mentiroso, quero ver se apanho". Isso aconteceu lá pelos lados de São Miguel Paulista. Quando no meio do caminho estava algo puxando os cipós e puxa cipó do nada, fazendo aquele monte enorme. Assustado com aquilo, voltou para trás correndo, acabou o avô indo buscar a peneira. Nem ele, nem o filho conseguiram. Segundo o avô, tinha assombração por aquelas bandas e, sem uma reza certa, não conseguia entrar naquele sitio, e que assombração não tem costas ela entra de frente e sai de frente, e acabou o avô indo tirar um enterro, pois havia sonhado com alguém indicando onde teria algum pertence enterrado. Depois da esposa encher ele de conversa, resolveu que, se não fosse tirar o enterro, poderia a alma ficar vagando aqui na terra e assustar o filho e neto. Se encheu de coragem e foi, encontrou o monjolo, as duas laranjeiras, segundo o sonho, e conseguiu achar o tesouro, era 3 mil réis, que hoje não tem valor algum, acabou largando por lá mesmo, mas para aquela alma era sua prisão aqui na terra, e nunca mais a alma perturbou aquela região. Por isso não devemos nos prender com bens materiais, pois a única coisa que deixamos nessa terra, como dizia meu pai, é o nome e esperamos que seja de boas lembranças e recordações vividas nesse Paraíso que é a terra.

Memórias

Um certo dia, estava eu atendendo em domicílio um rapaz que sofrera diversas fraturas e lesões na cabeça, deixando-o com alterações neurológicas, causando-lhe perda de memória em questão de minutos. Sempre era um desafio atendê-lo, por ter que a cada minutos me apresentar como fisioterapeuta dele e que faríamos a fisioterapia, isso se repetia diversas vezes durante a sessão. Com o tempo, ele foi conseguindo memorizar.

Meu atendimento se iniciou já tinha passado seis meses do acidente, outro profissional já o atendia, e me passou para fazer a fisioterapia nele. Foi uma experiência marcante, eu, recém-formado, empreguei várias formas de ajudá-lo a se recuperar ao máximo, foi uma luta faze-lô sair da cama e ir com andador ao banheiro, já tinha se acostumado a fazer as necessidades no compadre, vasilha de urinar. Todo encurtado, mas com empenho o ajudei a ficar em pé, e pouco tempo depois conseguiu andar com o andador, mas logo já coloquei as muletas canadenses, ele brigou, esbravejou. Escondi o andador, com o qual já se sentia bem, e nova luta começou. Assim ficou hábil com as duas muletas, mas o braço com sequelas o impedia de ficar mais ereto, foi quando passei ele para uma muleta no braço bom, foi outra guerra convencê-lo, mas, como sempre, após algum tempo está conseguindo andar muito bem.

Os atendimentos eram realizados em domicílio e nem sempre na mesma casa. Irmãos revezavam entre si a permanência. Certa vez, estava fazendo fisioterapia em uma sala que era bem próxima à rua, janela aberta – eu utilizava o sofá para colocar o paciente contra a parede e fazia o alongamento dos músculos do quadril, segurando pela cintura pressionando, pois o mesmo, devido à lesão neurológica, tinha dificuldade de manter-se na postura –, quando passou uma senhora na rua com a Bíblia embaixo do braço e gritou: "Que falta de vergonha de vocês!". Para piorar a situação, o paciente era comediante, fazia gemidos, não de dor, e sim para descontrair a sessão da fisioterapia. Tentei explicar, mas a senhora foi embora brava; o engraçado foi que o paciente se parece muito como irmão, sendo assim, a senhora deve ter pensado que era o dono da casa. Rimos muito do episódio quando relatei o ocorrido ao dono da casa. No momento do relato, estávamos na sala e para ajudar a janela fechada com uma cortina branca, veio um pernilongo voar próximo a mim, nisso a esposa disse: "Mate!". Eu bati no pernilongo contra a cortina e imagine o rastro de sangue que ficou na cortina. A vida tem dessas coisas, como diz o ditado: "É pra acabar".

Cães do inferno

Esta é uma história de arrepiar, contada por uma senhora nascida e criada no interior, sitiante, daquelas que cozinha à lenha e usa lampião a gás. Quando as pessoas de antigamente contavam essas histórias, o povo todo se sentava ao redor da fogueira e a prosa pegava um ritmo sem fim. Bem, vamos lá! Esta senhora teve um AVC e veio ao meu consultório para fazer fisioterapia. Eu, como sempre, tento de maneiras diferentes entreter o paciente para que a sessão transcorra da melhor maneira possível, e uma delas foi prosear enquanto realizava os alongamentos. Puxando na conversa, quando ela lembrou de vários ocorridos com alguns amigos, relatados a ela ou até mesmo ela passou por algumas, que, sem dúvidas, ela contava com tanta clareza e confiança que não tinha como desacreditar o que ela dizia nesses contos. E vamos lá! Chega de enrolação.

Segundo a paciente, a mãe dela sempre contava que tinha um conhecido que passou por uma situação inusitada e assim ocorreu, um homem era muito ruim para a esposa, não ia à igreja em lugar nenhum, e sempre xingava a esposa de tudo, desgraçada e lazarenta sempre que tinha oportunidade. Segundo a mãe da paciente, tinha um dizer que no inferno teria dois cachorros chamados de desgraça e lazarenta e que iam atrás de pessoas que tinham esse costume de invocar esse tipo de palavrão, eles estavam presos a correntes e cada vez que eram proferidos aqueles palavrões a corrente se enfraqueci até se romper. Enfim, o homem, certo dia, quando fez o xingamento, escutou um baque na porta, e foi ver quem era, neste momento apareceram os dois cães do inferno e acabaram engolindo-o, e saíram correndo mata adentro, pois o tamanho dos cães era proporcional ao tempo que a pessoa estava invocando com os palavrões os seres do inferno. Indo até um certo ponto os cães vomitaram, era um lugar muito esquisito, o mesmo se sentou triste abatido, chorando e se perguntando onde estaria? Nisso, chegou uma mulher e falou para ele assim: "Quer um café?". Ele aceitou, a mulher trouxe o café numa canequinha, e quando ele foi beber queimou toda a boca, e se perguntou novamente: "onde será que estou?". Era o inferno, naquele lugar o tempo passava de modo mais rápido, e, na percepção dele, bem diferente do tempo na terra, nisso ele saiu andando, andando, andando, triste aquele lugar fedorento, aquele lugar feio, triste e todo queimado. Aí encontrou com uma mulher e ela perguntou o que tinha acontecido, ele contou a história para mulher, e perguntou o nome dela, percebeu que era a sua esposa, com o ocorrido ele viu que estava errado e jurou que nunca mais iria dizer aqueles palavrões ou ser estupido, e acabou voltando com sua esposa para casa, e nunca mais ele ousou xingar alguém, se arrependendo amargamente de ter feito. Nessa, a mãe da paciente sempre dizia a ela: "Aprenda e nunca mais pronuncie esses nomes, seja qual for a situação difícil que enfrentar". Com tudo isso, ela mesma viu o quanto ela precisa se empenhar para sua recuperação e sem maldizer ou xingar o fisioterapeuta quando exige sempre mais dela nos exercícios.

Dois mundos

Hoje em dia devemos sempre nos manter atualizados em qualquer área profissional, e como de costume adoro fazer cursos, além do conhecimento adquirido, temos o prazer de conhecer pessoas de diferentes estados, religiões, além de crenças diversas. Pois bem, estava eu à véspera de ir a uma pós em Curitiba, quando o professor no módulo anterior orientou que seria necessário cada aluno trazer alguém para ser modelo na próxima aula, e assim convidei duas pessoas que um dia foram atendidas por mim, e elas aceitaram ir comigo a Curitiba. Tudo correu muito bem, fui a pós e na volta, com as duas pessoas no carro, eu dirigindo, foi que aconteceu algo fora do normal. A pessoa que estava de passageira ao meu lado fez uma cara de susto e espanto como se algo ocorresse na frente dela naquele momento, eu, como já havia atendido a pessoa, sabia que a mesma tinha o dom de ver pessoas do além, segundo ela mesma havia me relatado na sessão. Quando percebi a expressão dela, foi de imediato que havia algo estranho naquele local, mas tentei disfarçar conversando com os dois no carro, e seguimos viagem até deixar a pessoa do banco de trás em sua casa. Agradecido pela disponibilidade e disposição do mesmo a ir tão longe ser atendido, segui para deixar o próximo em casa, comentei ao mesmo o que havia acontecido na estrada quando se assustara, e mais uma vez a surpresa, o passageiro contou que havia visto uma pessoa no meio da pista pedindo ajuda e que no momento não conseguia distinguir se era um espírito ou um ser humano. A reação foi de querer me avisar para não atropelar essa pessoa, mas o receio em se expor ao outro passageiro foi maior, além de ficar petrificado naquela situação drástica, foi quando já era tarde. Mas vendo o espírito passar pelo carro, percebeu que não era viva, e que não poderia ajudar naquele momento. Eu, como já o conhecia, encarei normalmente a situação, mas, no meu pensamento, ficou a ideia: "será que quando ocorre uma morte trágica e a pessoa não está resolvida, ela permanece no local?". Fica a dúvida de milhões, dois mundos, ou só a mente pregando uma peça.

Bagre africano

Certo dia, estava eu atendendo um senhor, daqueles do interior, uma fala mansa, porém com um sotaque caipira. A conversa iniciou com a queixa dele, chegou sentindo dores no corpo todo, pois havia caído de uma escada algum tempo atrás. Com seus 80 e poucos anos, de muito trabalho na roça com seus tratos da cultura de banana e gado. A anamnese seguiu seu rumo na consulta, ele relatou que fora arrumar um vazamento da caixa d'água em cima da casa e, quando estava descendo, algo bateu na escada, fazendo-o cair, se machucando muito, ficou desmaiado no local até seu filho perceber e socorrê-lo, levando-o ao hospital. Um dos médicos que o atendeu achou que ele não iria sobreviver, pois havia várias fraturas, até traumatismo do crânio, mas outro médico fez os primeiros socorros e o encaminhou para um hospital maior e de mais recursos. Ele contou que lembrou do período que esteve desacordado, e que estava em um lugar de muita paz e tranquilidade até os médicos despertarem ele alguns dias depois, já estabilizado. Quando acordou, o filho contou ao pai o provável motivo da queda da escada, ele relatou que, quando voltou para o sítio onde morava o pai que já era viúvo, percebeu a geladeira aberta, uma bagunça geral dentro dela, e viu que havia sumido o bagre africano que havia pescado horas antes do acidente do pai. Como tinha afazeres no sítio, ele deixou o peixe na geladeira do pai e iria limpar o peixe mais tarde, era enorme o bagre. Enfim, procurou o peixe e nada, nisso percebeu o sumiço também da mortadela que havia comprado no dia anterior e alguns ovos, lembrou que teria que prender o bezerro na mangueira, e assim foi, e uma surpresa aconteceu. O bagre estava no caminho do pasto, que tinha a direção do rio onde anteriormente tinha sido pescado, assustado capturou o peixe novamente, prendeu o bezerro, e foi consertar o peixe e outra surpresa: na barriga dele havia resto de casca de ovos e a mortadela. Ainda não acaba aí, ele foi arrumar a bagunça da queda do pai e viu, próximo à escada, restos de mortadela e sinal de que o peixe passará ali. Contou ao pai o acontecido, ele quase não acreditou que tudo acontecera devido à fuga do peixe, o bicho é resistente. Quem conhece sabe da sua luta pela sobrevivência, por isso devemos sempre lutar em busca dos nossos objetivos.

A amante

Para finalizar o livro, segue mais uma história que ocorreu durante uma sessão de microfisioterapia. Um senhor de mais de 80 anos veio com queixas de dores nas pernas e sentimento de tristeza. Quando jovem, ele teve diabetes, o que lhe causou problemas sexuais. No entanto, ele superou esses problemas com uma prótese peniana, a qual mostrava com orgulho para todos. Ele se casou, teve vários filhos e, nas pesquisas, identificamos uma relação de luto por alguém que lhe causava tristeza. Na microfisioterapia, é possível datar aproximadamente a causa emocional de um problema físico, e assim o fiz. Ele confirmou que a data coincidia com a morte de sua amante. Fiquei surpreso, pois a morte dela havia ocorrido recentemente, e ela era mais jovem que ele. Mas tudo bem, continuei o atendimento e, ao finalizar, chamei a esposa e o filho que estavam juntos e expliquei, de forma geral, que o senhor ficaria bem. Nesse momento, o paciente comentou com a esposa que a amante dele estava acompanhando-o, mas que agora ela havia seguido o seu próprio caminho. A esposa, sem espanto, me disse que esse traste com a prótese tinha essa amante e que ela já sabia disso, mas não se importava, pois não queria sexo e ele também não se importava. O importante para ela era a companhia do esposo. Estranhei ela saber disso e não se incomodar, mas cada pessoa tem suas próprias escolhas.

Vidas cruzadas

Bem, esta história foi muito marcante e ao mesmo tempo inusitada, pois se trata de causos que ocorreram há muito tempo, na guerra de 1932, mas refletem ainda hoje nas pessoas que viveram, e nós descendentes das duas famílias que atendi um certo dia. Bom, vamos lá, a pedido da filha fui atender o pai dela com a microfisioterapia, ele já com seus 90 e poucos anos. Ao curso da sessão, sai algo relacionado a quando ele tinha dez anos de idade, algo que mexeu muito com o seu emocional e o fazia sentir mágoa e tristeza. Pois bem, o senhor de origem japonesa logo foi contando o ocorrido, com ar triste e ressentido disse assim: "Quando eu tinha 10 anos, viemos para o Brasil com meus pais e um irmão de 17 anos, tentando a vida aqui, meu pai montou um armazém no Rio de Janeiro, mas por infelicidade estourou a guerra, meu irmão fez a emancipação para ser maior e ir lutar pelo Brasil, orgulhoso em servir a pátria que abrigou sua família e assim foi para Itália, mas o destino foi traiçoeiro e acabou morto em batalha. Meus pais e eu ficamos desolados com a notícia do falecimento, e para piorar as coisas tivemos o armazém saqueado por revolucionários, quase fomos à miséria, e meu sentimento de tristeza e mágoa foi ter perdido meu irmão e ser saqueado pelos compatriotas da nação que nossa família escolheu como lar". Fiquei sem palavras para expressar minhas desculpas ao senhor, mesmo sabendo que foi algo há muito tempo, mas fiz as correções da técnica e espero que esse sentimento não mais prejudique sua saúde física ou emocional. E assim foi uma semana de atendimento, e, para minha surpresa, na semana seguinte algo inesperado aconteceu em um atendimento de um rapaz de 40 e poucos anos, realizando microfisioterapia que foi indicada por uma amiga. Identifiquei algo relacionado no rapaz com sentimento de culpa, medo e perseguição, e o mesmo relatou a seguinte história: "Venho de descendentes judeus de um lado da família e outro de alemães e esse sentimento de culpa por ter tido um tio-avô que foi ser general do Hitler e matou e perseguiu milhares de pessoas na guerra, e de medo e perseguição pelo outro lado da família de judeus, que foram perseguidos e mortos, meus ascendentes diretos conseguiram fugir e aqui estou cheio desses traumas, mas tenho no coração esse sentimento que devo pedir desculpas por um lado da família e o medo da outra face".

Bem, voltando aos caminhos que a vida nos traz, duas pessoas que sofriam dos seus traumas passados ou herdados e eu fazendo o possível para abrandar esses sentimentos e fazê-los seguir em frente, foram duas histórias de vida que possivelmente podem ter se cruzado nos caminhos de seus entes queridos.

A verdade dói, mas ensina

Esta história aconteceu com uma paciente muito especial na minha vida, e me fez lembrar e refletir a *época* da minha infância, dos meus amigos, vizinhos e daquelas pessoas que achava estranhas, loucas ou mesmo, como diziam meus pais, fora da casinha. Bem, vamos lá.

Essa paciente veio à procura das técnicas de que faço uso para tentar trazer alívio a suas dores físicas e emocionais. Fiz o que estava ao meu alcance, porém a mesma relatava que houve pouca melhora nos sintomas, isso me frustrava como terapeuta, pois quando ia a farmácia comprar os medicamentos para ela, a farmacêutica que fora minha paciente com o mesmo diagnóstico ficara bem, e brincava comigo que santo de casa não faz milagre, mas entendo que a cura de cada ser vem primordialmente de dentro de si. Voltando à consulta, conversa vai conversa vem, a paciente relatou que tinha um amigo de infância que tinha uma deficiência, mas para ela ele era especial, brincava, fazia-a rir e suas traquinagens da *época* era inesquecíveis, como perguntar à vizinha se gostaria que trouxesse lenha para a taipa dela, e a mesma dizer que sim, e daria doces se ele conseguisse a lenha. Ele, como a lenda do Pedro Malasarte, foi na casa da avó da paciente e quebrou as cadeiras, levando para a vizinha como lenha. Quando o Avô descobriu, deu uma surra no menino, não entendendo que ele tinha suas alterações mentais. O menino, para atentar mais o senhor, pegou outros objetos e jogava no rio próximo, e adorava ouvir o *tibum*, som que o objeto fazia ao cair no rio, foi quando o senhor entendeu que o menino "não batia bem da cabeça", expressões da *época*. O menino cresceu e as intrigas continuaram, pois ele adorava perturbar o avô dela. Sendo vizinho, o menino dizia que, quando o avô dela morresse, ele iria soltar fogos de artifícios para comemorar, anos se passaram infelizmente o Tibum, assim apelidado, foi internado e algum tempo depois o avô faleceu. Ela, mesmo triste com a morte do avô, lembrou com carinho do amigo e da rixa com seu avô. Essa história nos traz a lembrança das crianças e adultos com alguma deficiência, que antigamente eram tratados com loucos, debiloides, e hoje entendemos que há outras doenças, sejam genéticas ou não, que com tratamentos e os estímulos certos podem ter uma vida plena ou com menos dependências. Eu mesmo tive pessoas que me marcaram, principalmente na infância, seu Zé Tocaia, Zé Galo, mesmo essas pessoas vivendo como se estivessem em outro mundo, me ensinaram o que sou hoje, podendo compreender e ajudar as pessoas a serem melhores.

A vida prega peças

Quando estava já finalizando este livro aconteceu uma fatalidade, a família adorável da menina "ajuda, mamãe" sofreu um acidente fatal, retornando de uma visita ao tio, em uma cidade próxima. Toda família faleceu nesse trágico acidente, a moça que estava realizando a revisão deste livro também era irmã da minha paciente, deixo com muita tristeza esta história que vos conto. É triste terminar assim, mas guardo comigo a alegria dessa família, mesmo tendo suas dificuldades em trazer a menina até a fisioterapia, ela assim o fazia com alegria. A maioria das vezes era a irmã, que abdicou de muitos afazeres para conduzir de carro a irmã especial até os tratamentos de saúde com sua mãe, eram cuidados especiais devido a tráqueo, sonda, cuidados com alimentação, higiene. Enfim, a mãe sempre com alegria, disposta ajudar a filha especial a ser o mais independente possível. Um antigo colega do curso de fisioterapia que retornou à faculdade para fazer o curso de direito, me indicou ao pai, que também cursava direito. Nas suas férias, trazia a garotinha para fisio e, sempre alegre, ajudava e treinava para realizar os exercícios em casa na filha no seu tempo livre. Deixo aqui minha homenagem a essa família guerreira que Deus, por seus atos e bondade aqui feitos, quis ter por perto. Coração dói, lágrimas correm, mas as alegrias que ela me proporcionou jamais alguém poderá tirar, ficam na lembrança seus sorrisos e "Mamãe, me ajuda!!!!".

FINAL

A maca

As histórias contadas neste livro não ferem nem se referem a qualquer paciente específico ou amigo que se identifiquem com as histórias contadas. No dia a dia, muitas delas se repetem com várias pessoas ou situações vividas, como eu sempre falo, "Só muda o endereço, os problemas da maioria são parecidos", e cada um que passa por eles sabe a intensidade que o atinge e como lida com isso.